AF368943

IDÉE

DE

L'HOMME

PHYSIQUE ET MORAL,

Pour servir d'Introduction à un Traité de Médecine.

Ne . . . .
Intellecta priùs quàm sint contempta relinquas.
LUCRET. *lib.* 1.

A PARIS,

Chez H. L. GUERIN & L. F. DELATOUR,
rue S. Jacques, à S. Thomas d'Aquin.

M. DCC. LV.

Avec Approbation & Privilege du Roi.

TABLE

DES CHAPITRES ET ARTICLES
Contenus dans ce Volume.

CHAPITRE II.

CHAPITRE III.

CHAPITRE IV.

CHAPITRE V.

FIN.

IDÉE
DE
L'HOMME
PHYSIQUE ET MORAL.

****

*Exposition des motifs de cet Ouvrage;
& sa division.*

IL parut, il y a quatre ans, un plan de Médecine * formé d'après une nouvelle idée de l'économie animale: dans le dessein où l'on étoit seulement de pressentir ce que les Médecins en penseroient, on n'a dû le donner qu'en racourci.

* *Specimen novi Medicinæ conspectûs.* 1751.

A

Nous nous proposons de l'étendre ici, & de montrer par la simple exposition du méchanisme, qui sert aux fonctions de l'économie animale, que les principes établis dans ce plan s'accordent exactement avec toutes les observations qu'on peut faire sur le corps vivant, soit dans l'état de santé, soit dans l'état de maladie.

Les idées de ce méchanisme seront principalement fondées sur des observations anatomiques, & sur ce qu'on peut connoître des principaux rapports du jeu des organes, par l'examen des effets que produisent en nous les causes sans lesquelles la vie ne sauroit se soutenir ; savoir l'air, les aliments, le mouvement & le repos, le sommeil & la veille, les secrétions & excrétions, enfin les passions de l'ame. Ces causes ont été nommées par les Anciens les six choses non naturelles ; nous les appellerons les causes essentielles à la durée de la vie.

Il ne sera pas difficile de découvrir par cette exposition quels sont les effets produits par l'usage mal réglé de ces causes ; on en pourra aisément déduire le méchanisme des diverses maladies, ainsi que celui de leurs crises, & il ne sera pas moins aisé d'évaluer en même temps les différentes méthodes de traitement propres à déterminer ou à favoriser ces crises ; d'ailleurs ces matieres se trouvent suffisamment éclaircies dans *l'Essai* qui est l'objet de cet Ouvrage, & dont il paroît une nouvelle édition * fort étendue dans ce qui concerne la pratique.

CHAPITRE I.

Examen des principaux moyens par lesquels on peut parvenir à se former une idée juste de l'économie animale.

ON ne sauroit parvenir à se former une idée juste de l'économie animale qu'autant qu'on est conduit dans ses recherches par des principes également-

* *Institutiones medicæ ex novo Medicinæ conspectu.* 1755.

ment folides & féconds , & il eft bien
certain que ce n'eft qu'en obfervant exactement les premiers effets des caufes qui
déterminent les fonctions du corps vivant,
& en examinant avec une fcrupuleufe attention les propriétés & les liaifons des
organes fur lefquels ces caufes agiffent ,
qu'on peut trouver & établir de pareils
principes ; il eft d'autant plus probable
que c'eft-là l'unique voie qui puiffe conduire à la connoiffance de l'économie
animale , qu'on a toujours éprouvé que
toute autre voie ne mene qu'à des vérités
de détail , dont on ne fauroit former des
principes propres à lier ces vérités.

Il s'agit donc de faire voir d'abord que
ce n'eft qu'à cette méthode que nous
devons les principes fur lefquels ce plan
eft établi ; nous ferons enfuite la comparaifon de tout ce qui réfulte de la
maniere dont on a cherché jufqu'à préfent à établir les principes de l'Art avec
ce qui fuit naturellement de la méthode
que nous avons employée ; & par le
réfultat de cette comparaifon , il fera

aisé de déterminer les conditions essentielles à tout ce qui doit servir de preuves
en Médecine; nous examinerons d'après
ce même résultat de quel usage peuvent
être les additions faites par Boerhaave à
la théorie qu'il trouva établie; enfin nous
tâcherons de rendre sensible l'abus que
font de l'autorité d'Hippocrate ceux qui,
rebutés de toute espece de théorie, se
font réduits à l'empirisme, prétendant
suivre en cela les traces & les préceptes
de ce grand homme : c'est-là l'objet de
ce premier Chapitre.

ARTICLE I.

Des fondements sur lesquels ce Plan
est établi.

S'il y a quelque moyen de se former
une idée juste des loix de l'économie
animale, ce ne peut être, comme nous
l'avons déja dit, qu'en observant attentivement les premiers changements que
produisent en nous les causes essentielles
à la durée de la vie.

A iij

On voit par-là combien chacun seroit en état, pour peu qu'il fût instruit de la position & des liaisons des principaux visceres, de parvenir, par sa propre observation, à une sorte de connoissance de la plupart de ces effets, sur-tout, s'il s'attachoit à s'instruire, dans les fréquentes occasions qui s'en présentent, de ce que d'autres peuvent avoir découvert par le même genre d'observation : il est certain que plus on fera de réflexions sur cette maniere de s'instruire du jeu de l'économie animale, plus on trouvera que c'est l'unique moyen d'acquérir sur cette matiere des connoissances lumineuses, & d'autant plus solides qu'elles sont fondées sur une réalité de sensation qui ne sauroit tromper.

Cette observation faite assidûment pendant vingt ans, tant sur l'état de santé que sur celui de maladie, & appuyée sur quelques faits anatomiques dont elle a fait connoître l'importance, a fourni le fond des preuves sur lesquelles ce plan est établi.

Ce genre de preuves eſt ſans doute préférable à tout autre, puiſqu'il établit ſenſiblement le fond des connoiſſances ſur leſquelles les autres eſpeces de preuves ne peuvent rien fixer; ainſi un plan établi ſur les connoiſſances qui réſultent de ce genre d'obſervation, ne peut qu'avoir une clarté & une fécondité qui doit manquer aux ſyſtêmes aſſis ſur d'autres fondements.

Il ſuit de-là que les conſéquences qui naiſſent de ces ſortes de ſyſtêmes ſont la plupart fauſſes, ſouvent même ſi dangereuſes dans leur application à la pratique de l'art, que pluſieurs Médecins en prennent le droit de préférer l'empiriſme, quoique forcés de convenir qu'on y eſt d'autant plus ſujet à de fauſſes applications de l'expérience, que les faits s'y trouvent preſque toujours iſolés.

ARTICLE II.

Examen des conditions impoſées pour la validité des preuves de Médecine.

Il y a aujourd'hui parmi les Phyſiciens

une loi généralement établie , que les Médecins ont cru devoir adopter , qui ne permet seulement pas qu'on jette les yeux sur tout ouvrage de Physique dénué de l'appui d'un certain appareil expérimental ; mais un traité des propriétés du corps vivant ne devroit-il pas faire une exception , par la raison que les plus essentielles de ces propriétés ne sauroient être assujeties aux divers instruments de la Physique expérimentale ? Ainsi peut-on espérer de faire des progrès dans ces connoissances sans enfreindre la loi qu'on s'est imposée , de n'admettre en fait de tout traité sur des matieres physiques que les vérités qu'on peut soumettre aux yeux ou au calcul ? Telle est , en effet , la nature des preuves qui ne sont fondées que sur ces méthodes expérimentales , qu'elles se trouvent presque toujours inutiles, ou du moins très-peu concluantes , lorsqu'il s'agit de découvrir les loix d'action propres à tout corps organisé ; & au contraire les preuves déduites de l'observation bien prise , qui est la seule ca-

pable d'éclairer fur une matiere auffi importante, ne peuvent prefque jamais avoir
pour principal appui cet appareil expérimental : mais pour éviter toute difpute de
mots, il eft bon d'expliquer ce qu'on entend par le terme d'obfervation & par celui
d'expérience. On appelle ici obfervation
tout ce qu'on peut obferver fur le corps
fain ou malade : on appelle expérience
tout ce qu'on obferve fur le corps mort,
ou fur tout autre fait de Phyfique expérimentale qu'on veut mal à propos, & même malgré l'oppofition de plufieurs Médecins fages & éclairés qui fe font élevés
contre cet abus, faire fervir à l'établiffement des vérités fondamentales de
l'art.

On n'a que trop éprouvé jufqu'à préfent combien peu de lumieres il y a à
attendre de l'ouverture des cadavres,
faite fans avoir connu le caractere effentiel de la maladie, & fans être inftruit
de fes divers progrès, ainfi que de la
méthode de traitement qui avoit été employée, conditions fans lefquelles on ne

sauroit rendre utile cette sorte d'observation : on commence aussi à se désa-
buser sur le parti qu'on croyoit pouvoir
tirer de la Physique expérimentale, pour
parvenir à se former une idée des rapports d'action qui constituent la méchanique de la vie : ce n'est en effet que
dans l'observation du corps vivant qu'on
peut acquérir de véritables lumieres sur
la nature de ces rapports. Nous croyons
néanmoins devoir supposer qu'il se trouve
des Médecins assez attachés au formulaire établi par rapport à la validité
des preuves de Médecine, pour ne vouloir point admettre des principes qui,
au lieu de l'appui des preuves usitées,
n'auroient que celui de l'observation ; il
est pourtant certain, ainsi que nous allons
le montrer clairement, que ces sortes
de principes, toujours solides & féconds,
sont les seuls qui soient propres à produire & lier les connoissances qu'on cherche à acquérir sur les loix de l'économie
animale.

D'ailleurs le genre d'observation que

nous proposons pour bafe des connoiffances de Médecine, eft d'autant plus aifé
à juftifier, que fujet, comme on l'eft,
aux infirmités & aux maladies, on n'eft
que trop fouvent en état de juger par
foi-même de la folidité & de l'étendue
de cette obfervation : une pareille maniere
de découvrir & de conftater les faits, eft
bien autrement lumineufe que le réfultat
fouvent peu concluant des expériences
phyfiques ; elle doit donc paffer pour
fuffifante chez ceux-même qui font les
plus difficiles en fait de preuves.

Il fuit de-là qu'une des plus effentielles précautions qu'on puiffe prendre pour
porter l'Art à fa perfection, eft de faire
en forte de l'affranchir abfolument de
tout ce qu'il y a d'abufif dans l'affujetif-
fement où il fe trouve encore aux loix
de la Phyfique expérimentale, car il eft
très-probable que les Médecins ne fe
font pliés au formulaire des Phyficiens
que dans l'efpérance de rendre par-là
leur Art moins conjectural, à quoi il
leur paroiffoit d'autant plus néceffaire de

pourvoir que ces mêmes Physiciens étoient parvenus à établir dans le Public, que sans leurs loix on ne pouvoit former sur aucun objet des connoissances physiques, que de vains systêmes.

Il s'agit donc de faire voir clairement aux Médecins, qu'en adoptant ce formulaire, ils ont pris l'ombre pour le corps; c'est-à-dire, que pour une sorte de certitude stérile, peu applicable par elle-même à la pratique, ils se font, pour ainsi dire, condamnés à ne pouvoir saisir le fond de l'Art, & par conséquent à ne pouvoir jamais se rendre les maîtres des succès qu'il est permis d'y espérer.

ARTICLE III.

De la valeur des Expériences physiques en général pour constater la méchanique de la vie.

Les propriétés les plus notables & en même temps les plus essentielles du corps vivant, font le mouvement & le senti-ment : telle est la nature de ces deux propriétés qu'elles font liées de la plus intime correspondance , foit que cette liaifon vienne de l'union de leurs organes différents entr'eux , foit que ces organes , au fond de même nature , ne different que par quelque modification particuliere qui conftitue leurs propriétés fans en altérer le rapport naturel : il importe peu à la folidité des connoiffances néceffaires fur ce point de s'engager dans une plus grande difcuffion ; mais ce qu'il eft important de bien connoître , c'eft le réfultat de l'union & du concours de ces deux propriétés pour le maintien de la vie ; ce n'eft même que par les lumieres qu'on tire de ce réfultat qu'il eft poffible de découvrir les principales loix de l'économie animale ; il faut encore remarquer qu'on ne fauroit rien connoître aux effets relatifs de ces deux propriétés autrement que par l'obfervation faite fur foi-même , comparée enfuite avec ce qu'on apprend par l'expérience d'autrui. Mais avant que d'entrer dans de plus grands éclairciffements fur cette matiere, il est à propos de jetter un coup d'œil sur les moyens par lesquels on a tenté d'établir les principes de l'Art qui ont été jugés les plus raisonnables.

Ceux qui les premiers se sont appliqués à la Médecine, n'ont eu pour guide qu'une expérience aveugle : après avoir recueilli quelques recettes accréditées jusqu'alors, embarrassés vraisemblablement dans les occasions d'en faire usage, n'étant pas en état dedistinguer les cas où ces recettes pouvoient être appliquées, ils sentirent le besoin d'être conduits par quelque principe qui les aidât à faire ce discernement ; il y a apparence que c'est de cette nécessité que la premiere théorie de Médecine a pris sa naissance ; d'où l'on peut voir fort aisément à quoi tient le besoin & le fondement d'une bonne théorie, qui n'est à la bien prendre, qu'un point de ralliement pour tous les faits que l'observation peut offrir.

Qu'il nous soit permis de dire en passant, que c'est faute de ce point juste de ralliement que les observations de Van-

Helmont, pressenties & même assez dési-
gnées avant lui par plusieurs Auteurs,
& que d'ailleurs tout Praticien peut aisément faire, n'ont pu produire un fond
de connoissances propres à asseoir les
fondements de l'Art : en effet, que peut-
il résulter du terme chimérique *d'Archée*
pour l'explication physique de l'économie animale, soit dans l'état de santé,
soit dans l'état de maladie ? N'est-ce
pas substituer une qualité occulte à une
cause physique qu'il falloit chercher &
établir, ainsi qu'on croit l'avoir fait dans
l'Essai de Médecine qui est l'objet de cet
ouvrage ? Notre sujet n'exige pas que nous
discutions ici ce qu'il y a eu de bon ou
de mauvais dans les différentes théories,
qui, sans excepter la théorie aujour-
d'hui reçue, se sont succédées depuis les
premiers temps de l'Art jusqu'à présent :
la critique en est faite, ainsi que celle
de l'empirisme. Comme on sent assez
les inconvénients qui doivent résulter
d'une pratique réglée par une mauvaise
théorie, ou d'une pratique qu'aucune

théorie ne conduit, nous ferons seulement quelques réflexions sur les causes
de ces deux égarements & sur les moyens
de les éviter.

On sait qu'en général la doctrine des
Médecins, & des Savants de tous les
siecles n'a presque roulé que sur de fausses
hypotheses, & que les Sciences n'ont fait
guere plus de progrès entre les mains de
ceux qui par opposition à toutes les hypotheses, s'étoient fait le systême de n'en
avoir & de n'en suivre aucune, ne s'apper-
cevant pas que cela même étoit un systême.

Tels étoient les fondements des Sciences physiques, lorsque les Physiciens modernes ont paru ; on connoît leurs travaux, & les grandes lumieres que la Physique en a reçu ; mais il paroît qu'on
n'a point assez réfléchi sur les vues qui
ont été la source & la regle de leurs ouvrages ; ils les avoient toutes puisées dans
le sein de l'observation, toujours fécond
pour un grand & profond génie, & même
pour un génie commun qui s'appliqueroit
à observer exactement.

C'est

C'eſt faute d'être entrés aſſez avant dans ces conſidérations que beaucoup de gens, qui ſe piquoient cependant d'être Phyſiciens, n'ont regardé, par exemple, le célebre Newton comme un homme du premier ordre, que parce qu'il étoit fort attaché aux expériences & aux calculs, & qu'ils ont conclu qu'il étoit grand ennemi des hypotheſes. Il n'eſt que trop aiſé d'établir que l'abus des ſyſtêmes ne ſe détruit guere que par l'effet ſucceſſif de ſes propres inconvénients ; & comme cet abus étoit déjà, au temps de ce grand homme, fort près de ſon dernier période, il n'eſt pas étonnant que par vénération pour lui & par une ſorte d'averſion pour le nom même d'hypotheſe, ces Phyſiciens ſe ſoient laiſſés entêter d'un goût excluſif pour les expériences, ſans avoir paru ſeulement ſe douter que, dans l'eſprit de Newton même, le mérite de tout procédé expérimental ne peut guere dépendre que des vues ſyſtêmatiques qui l'ont ſuggéré ; c'eſt-à-dire, qu'il faut ſonger à acquérir préalablement des vues

B

dont on puisse déduire des résultats ;
qu'il s'agit ensuite de justifier par des
expériences : il suit de-là que toutes les
expériences qui ne tiennent à aucun plan,
ne peuvent que dans quelque cas , aussi
rare que fortuit , être ou devenir propres à
l'accroissement réel de nos connoissances.

Cependant le goût exclusif pour les
expériences paroît être aujourdhui au
même point qu'étoit , dans les siecles pas-
sés , le goût exclusif pour les hypotheses.
Comment espérer qu'il soit possible de
tarir les sources de ces préjugés , si ce
n'est en cherchant à les rendre reconnoissables sous quelque forme qu'ils paroissent ; moyen unique de saper l'erreur
par ses fondements. Mais pour établir
solidement une chose aussi importante
que le moyen de démasquer le préjugé
sur toutes les parties de la Physique ,
établissons & conduisons exactement nos
recherches suivant la méthode de Newton : on ne la soupçonnera pas d'être trop
favorable aux hypotheses.

Si on montroit à Newton cet amas

immenfe d'expériences que les four-
neaux, les fcalpels, les tubes, & autres
inftruments de la Phyfique expérimentale
ont jufqu'à préfent fournies, on peut
affurer, d'après le plan qu'il paroît avoir
conftamment fuivi dans fes recherches
phyfiques, qu'il demanderoit où font les
vues dans l'ordre defquelles ces expériences doivent fe trouver ; & faute de
pouvoir lui produire le plan auquel, pour
preuve de leur utilité, ces expériences
doivent fe lier, il n'eft pas permis de douter qu'il n'en rejettât la plus grande partie
comme des membres fictices d'un corps
dont on n'a point d'idée. Ce jugement
eft une fuite néceffaire de la maniere dont
il s'eft expliqué fur l'analyfe & la fyntèfe,
dans la conclufion de fon Optique, ainfi
que fur les vues qu'il a laiffé lui-même à
perfectionner *par des expériences & des obfervations plus recherchées.* Ces vues qu'il
recommande d'étendre & de perfectionner prouvent évidemment qu'il n'établif-
foit des expériences que pour juftifier les
idées qu'une obfervation attentive lui

avoit déjà fait prendre de son sujet ; &
en effet, on peut le dire, le bon sens
n'entend pas qu'on puisse se permettre
d'établir autrement des expériences.

Quant à l'abus des hypotheses, il est
moins permis de penser que le rival de
Descartes, peut-être plus affecté encore
des mauvais usages qu'on faisoit en Physique du systême des tourbillons que de
la gloire de les avoir détruits, voulût
seulement entendre parler des stériles
productions de ces Auteurs vaguement
systématiques, qui ne semblent avoir du
génie que pour créer de spécieuses illusions.

C'est ainsi que ces deux genres de
prévention, qui comprennent à peu près
toutes celles qui peuvent nous égarer
dans la Physique, tomberoient devant
ce Juge respectable. Il en résulteroit
probablement que, pour prévenir des différents aussi nuisibles au progrès de ces
connoissances, on chercheroit à convenir d'une sorte de marche philosophique
pour l'esprit de recherche, c'est-à-dire,

d'une méthode générale qui pût servir à déterminer d'une maniere propre au sujet, l'application des divers genres de recherches, & à indiquer le plus sûr moyen de constater solidement, & en même temps de bien lier les vérités physiques qu'on cherche à découvrir : la source de cette méthode pourroit aisément se trouver dans ce qui doit résulter de l'ensemble de plusieurs vérités déja connues séparément, mais qui ne peuvent avoir une certaine fécondité qu'autant qu'on fait les considérer sous le point de vue de leur mutuelle connexion. C'est ce que nous éclaircirons davantage en discutant les abus qui naissent de l'application de la Physique expérimentale employée à l'établissement des principes de Médecine.

Il résulteroit de ce que nous venons d'exposer qu'il faut, préalablement à toute autre recherche, s'appliquer à considérer dans tous les sens possibles la maniere d'exister, c'est-à-dire, l'économie propre & relative du sujet qu'on veut connoître, & faire en sorte de s'en former

par-là un plan dont on pût déduire des
résultats : c'est à ces résultats, qu'il s'agit
de justifier selon le besoin qu'ils en ont,
& selon la maniere dont ils peuvent l'être,
qu'il faudroit appliquer des expériences
propres, soit par le moyen de la Physique
expérimentale, lorsque ces résultats seroient de nature à pouvoir y être soumis,
soit par la voie d'une observation plus
étendue & plus approfondie, lorsqu'ils
tiendroient de si près à une connexion
de rapports organiques, qu'il fût impossible de les constater autrement.

Il faut pourtant convenir que, lorsqu'on
examine des sujets peu connus, & trop
difficiles à pénétrer, on est obligé de
hazarder des expériences, ou de suivre
jusqu'à un certain point des vues indéterminées ; mais on doit attendre à s'en servir, que leurs Auteurs aient fait connoître
le plan dans lequel ces expériences ou
ces vues peuvent entrer ; condition sans
laquelle il paroît impossible d'acquérir
des connoissances réelles sur toute matiere physique.

Il paroît que, d'après une telle maniere de juger, on seroit plus en état qu'on ne l'est, d'évaluer au juste les travaux des Savans sur les matieres physiques, soit qu'ils prennent le parti d'y chercher d'abord des vues par l'observation, pour en justifier ensuite les résultats, ou que de crainte de s'occuper en pure perte, ils aiment mieux chercher à se faire un fond d'expériences pour se mettre plus facilement en voie de former un plan; ce qui néanmoins, en vertu de ce qu'on a exposé ci-dessus, ne sauroit passer pour arbitraire, puisque le genre de recherches doit nécessairement dépendre de la nature du sujet, ou du plus ou moins de prise que l'observateur peut y trouver.

ARTICLE IV.

Des applications qu'on fait de la Physique expérimentale à l'établissement des vérités fondamentales de la Médecine.

Nous ne prétendons pas ici faire des applications critiques de tout ce que nous

venons de discuter sur la valeur des expériences, aux loix que les Physiciens se
sont faites ; nous croyons au contraire
que la maniere dont ils tendent aux progrès de leurs connoissances est au fond
très-solide, & que s'ils en sont encore à
acquérir quelque perfection là-dessus,
ce n'est point à nous de le leur faire
remarquer, & encore moins de vouloir
les conduire.

Mais ce qui nous concerne légitimement, c'est de chercher à établir avec
évidence la Physique du corps humain,
telle que les Médecins doivent la considérer, & à détruire par-là l'assujetisse-
ment gratuit de l'Art à ces constitutions
exclusives pour les expériences physiques. Il est d'autant plus important de
ne point se relâcher là-dessus, que la
plupart de ces voies expérimentales ne
sauroient être d'aucune utilité réelle
pour le fondement & le progrès des
connoissances de Médecine; & que même
elles y sont quelquefois d'autant plus
nuisibles qu'elles ne peuvent appuyer ni
faire

faire connoître en aucune maniere le fond ni l'enchaînement des vérités les plus essentielles à l'art. Nous croyons avoir fait assez sentir que ces vérités ne sauroient être lumineuses qu'autant qu'elles sont établies selon l'ordre des rapports qu'elles ont les unes avec les autres, & nous pouvons ajouter que les expériences qu'on croit les plus importantes, ne font presque jamais que confirmer ce que l'observation bien entendue a déja fait, ou pu faire connoître assez clairement; il arrive même souvent que l'éclaircissement qu'elles apportent exige essentiellement une observation ultérieure pour les connoissances qu'on cherche à établir : ainsi il en faut toujours revenir à l'observation.

Mais pour faire sentir plus spécialement l'insuffisance & les inconvénients de la Physique expérimentale appliquée à la Médecine, indépendamment d'une profonde observation, examinons le peu de solidité qu'elle donne à quelques-unes des prétendues vérités fondamen-

C

tales de la théorie reçue. On ne sauroit
nier que les Praticiens ne soient dans
l'usage de se régler sur ces principes,
pour établir le traitement des maladies,
ainsi que pour justifier, ou contredire
les diverses méthodes qu'ils ont à discuter dans leurs consultations.

Lorsque Harvée eut publié sa découverte de la circulation du sang, qui,
toute aisée qu'elle étoit à démontrer,
fut néanmoins regardée pendant long-
temps dans les Ecoles comme une vaine
illusion, la théorie de l'Art n'étoit au
fond que l'application de quelques faits
& résultats chymiques, par lesquels on
prétendoit expliquer la nature de presque
toutes les maladies. Cette théorie, que
quelques fameux Chymistes venoient d'ac-
créditer, & qui avoit fait abandonner à
la plûpart des Médecins les principes anciennement établis, n'avoit pas besoin
d'être fort approfondie pour ne paroître
que chimérique ; cependant on s'en étoit
si bien entêté, que malgré quelques
lueurs de bonne Physique qui commen-

çoient à éclairer les Médecins de ce temps-
là, elle fit difficilement place au nouveau
plan de Médecine qu'on venoit de former d'après les loix de la circulation,
& qui étoit bien autrement spécieux que
la théorie chymique.

Ce nouveau plan est celui qu'on suit
aujourd'hui, lequel, malgré quelques
additions qu'on y a faites, à mesure
qu'il s'est trouvé des faits de théorie
ou de pratique qui s'y plioient difficilement, se réduit à expliquer l'état de
santé par la liberté de la circulation,
& celui de maladie par des obstacles de la
part des différents vices des liqueurs qui
interceptent en divers endroits cette circulation. Il est à présumer que c'est des
tumeurs auxquelles le corps humain est
sujet qu'on a pris le droit de supposer
ces obstacles, & on a cru en appercevoir
clairement les principales sources dans
les vices de la digestion, de la transpiration, dans la surabondance ou la trop
grande raréfaction des liqueurs.

Une idée aussi simple, & par conséquent aussi à la portée de tout le monde, d'ailleurs produite dans un temps où la Physique corpusculaire & les explications méchaniques commençoient à se faire quelque jour, ne pouvoit manquer d'entraîner la plûpart des suffrages ; aussi, depuis la chûte de la théorie chymique, cette opinion fut-elle bientôt regardée comme un principe général duquel on pouvoit incontestablement déduire toutes les regles de l'art : telle a été même l'illusion en faveur de ce systême, qu'il ne paroît pas qu'on ait fait la moindre attention à plusieurs difficultés essentielles qu'on y peut opposer, qui cependant se présentent assez d'elles-mêmes.

Les principales de ces difficultés naissent de la supposition gratuite des obstacles par lesquels on fait intercepter la circulation ; ainsi que de la prétendue existence & du prétendu méchanisme des causes qui doivent produire ces obstacles. Il est aisé de se convaincre, comme nous allons le montrer succinctement, que ces difficultés paroissent d'autant plus considérables, qu'on les examine de plus près, & qu'après les avoir mûrement considérées, il n'est plus possible de regarder la circulation autrement que comme un simple fait de Physiologie, & non comme un principe de Médecine propre à servir de base à la théorie de l'Art.

La premiere & la principale cause qu'il ait fallu supposer pour en déduire ces obstacles, a été l'épaississement du fluide contenu dans les vaisseaux; mais comme il n'étoit guere possible de faire dépendre cet épaississement de quelque vice résultant de la constitution même de ce fluide, on fut contraint de le chercher dans les mauvaises qualités d'un chyle mal préparé, qu'il fallut supposer grossier & peu coulant, à la même proportion qu'il étoit mal travaillé. Mais comment a-t-on pu se croire en droit de faire une telle supposition, puisqu'on ne sauroit nier que le meilleur moyen qu'on puisse avoir pour juger des qualités du chyle, ne doive être tiré de son analogie avec

le lait ou avec les émulsions ? Or, on
observe que la sérosité du lait corrom-
pu, ou des émulsions mal faites, est
moins chargée de parties grasses, &
qu'elle a par conséquent moins de consistance que dans l'état de perfection. On
observe encore que le lait des animaux
mal sains, ainsi que celui des femmes
qui ont une complexion délicate ou une
mauvaise santé, est moins nourri, moins
épais que celui qui est formé dans des
corps robustes & bien sains ; d'où il résulte, que bien loin de conclure qu'un chyle
mal préparé doive être un chyle plus
épais, il falloit au contraire le juger plus
crud, plus séreux, que lorsqu'il est bien
travaillé, & par conséquent plus propre à
délayer le sang qu'à l'embarrasser ; d'autant mieux qu'il y a toute apparence que
les parties des aliments qui sont restées
grossieres, faute de digestion suffisante,
ne sçauroient faire partie du chyle.

Mais supposons pour un moment que
le chyle mal préparé soit plus épais que
lorsqu'il est bien formé, par quelle ap-

parence de raison pourra-t-on croire
qu'en ce cas-là il puisse être pompé par
les veines lactées, dont les orifices sont
si imperceptibles, que l'adresse d'aucun
Anatomiste n'a pu parvenir à les démontrer; ou, comment se figurer qu'un chyle
qui a assez de fluidité pour être altéré
dans de tels orifices, soit en état d'augmenter la consistance du sang, qui est
beaucoup plus épais de sa nature que
tout chyle quel qu'il soit, & qui d'ailleurs est contenu dans des vaisseaux aussi
supérieurs en force & en diametre à
ceux qui ont donné passage au chyle?

Mais supposons encore que le chyle
augmentant en consistance, à proportion qu'il est mal préparé, puisse néanmoins être reçu dans les veines lactées,
& qu'en se mêlant avec le sang il en
doive diminuer la fluidité, il nous res-
tera encore plusieurs questions à faire au
sujet de la maniere dont on prétend que
l'inconvénient qui en doit résulter pour
la circulation, puisse devenir une cause
de maladie; & nous ne pensons pas qu'il

C iiij

soit possible de répondre d'une maniere satisfaisante à ces questions.

Par quelle sorte de probabilité peut-on croire que le chyle arrivé dans le sang n'en épaississe pas également toute la masse, de maniere à devoir former des obstacles, & par conséquent des maladies dans tous les vaisseaux égaux en force & en diametre à ceux qu'on suppose déja engorgés ? Cela posé, pourquoi un obstacle propre à former une cause de maladie, naîtra-t-il de cet épaississement dans une partie du corps, plutôt que dans un autre, puisqu'il n'y en a pas où l'on ne doive admettre des vaisseaux égaux de tout point à ceux qu'on suppose déja embarrassés ? Mais quand même la distribution des liqueurs épaisses seroit telle, qu'il en pût résulter des obstacles en de certains endroits plûtôt qu'en d'autres, bien loin que le mouvement du sang en dût être augmenté, n'en devroit-il pas résulter au contraire, que les liqueurs arrêtées aux embouchures des vaisseaux obstrués, au

lieu de faire effort pour vaincre ces obf-
tacles, fe détourneroient plus naturellement vers une infinité de petits vaiffeaux
voifins qui font, fans doute, fufceptibles
d'une dilatation beaucoup plus que fuffifante pour la quantité du liquide qui
pourroit leur revenir ? Pourroit-on donc
faire dépendre la caufe d'une difpofition
inflammatoire de la rapidité d'un torrent
qui cherche à forcer un obftacle, dès
qu'il feroit probable, que bien loin que
les vaiffeaux obftrués fuffent expofés à
une action extraordinaire, ils demeure-
roient au contraire privés d'une partie
de leur action propre ? Quant aux explications qu'on croit pouvoir tirer de l'excès d'acide ou d'alkali, dont on prétend
que la matiere chyleufe peut fe trouver
chargée, elles font abfolument contre-
dites par l'expérience de ceux qui, pendant des années entieres, demeurent fujets à des crudités acides ou nidoreufes,
fans éprouver d'ailleurs aucun dérange-
ment notable dans leur fanté.

Entre une infinité d'objections que les

faits de pratique pourroient nous fournir
contre la théorie reçue, nous nous contenterons d'en choisir une qui ne paroît
laisser aucun doute sur l'insuffisance de
cette théorie, & sur le peu de solidité
de ses fondements. Il n'y a guere de maladie grave où on n'observe des varia-
tions dans quelqu'un des symptômes essentiels à la maladie : la tête, par exemple, sera affectée pendant plusieurs jours ;
on la voit se dégager tout-d'un-coup,
& le ventre, ou quelquefois la poitrine
auparavant libres, s'affecter en même
temps du même dégré d'embarras qui
étoit à la tête.

En raisonnant sur ce phénomene, selon
les principes reçus, il faut nécessairement
conclure que l'obstacle qui causoit l'embarras de la tête, n'a pu être levé sans
que les liqueurs qui le formoient ayent
acquis un dégré de fluidité convenable ;
il faudroit donc que ce même liquide
contractât un nouvel épaississement, pour
aller former un embarras dans une autre
partie ; car il n'est pas permis de supposer

que ce nouvel embarras puisse naître de quelque vice général dans la masse des liqueurs, puisqu'avant cette révolution, toutes les autres parties du corps paroissoient à peu près libres, & que depuis la révolution, la tête demeure dégagée. Il est aisé de voir que la théorie reçue n'a aucune ressource pour éluder la force de cette difficulté : il n'est donc pas nécessaire d'insister plus long-temps sur cet exemple, non plus que sur l'étendue de la critique qui en résulte naturellement, & qui montre avec évidence la source & la chaîne des abus de la théorie reçuë.

Venons au peu de parti qu'on peut tirer d'une plus particuliere application de la Physique expérimentale, pour former des principes propres à asseoir les fondements de l'Art. La circulation des liqueurs dans le corps humain est un fait qu'on ne sauroit révoquer en doute, & il n'y a point de plus légitime application d'expériences Physiques, que celle qui a servi à justifier cette découverte ; mais ,

ſi avant que de rien ſtatuer là-deſſus ;
on eût aſſez réfléchi ſur le riſque où
l'on pouvoit ſe mettre de conclure du
particulier au général, on ſe fût borné
à conſidérer cette découverte, ainſi que
nous l'avons déja remarqué, comme un
ſimple fait de Phyſiologie ; le ſeul beſoin
de fonder une théorie n'auroit donc jamais pu transformer ce ſimple fait en un
principe fondamental, & on ne ſeroit
pas aujourd'hui dans le cas de combattre
la multitude des abus dangéreux que
cette mépriſe a fait naître.

Il eſt bien établi, que les ſucs deſti-
nés à la réparation du corps humain paſſent des premieres voies dans le ſang ;
mais de quel droit en a-t-on conclu,
que la principale cauſe des vices que la
maſſe des liqueurs peut contracter, doit
dépendre de la mauvaiſe qualité de ces
ſucs ? Ne ſeroit-ce pas par la ſeule raiſon
de n'avoir point d'autre reſſource, pour
établir la chaîne d'une théorie ? C'eſt au
fond tout ce qu'on pourroit alléguer de
mieux, puiſqu'il paroît, par la diſcuſſion

que nous avons faite des prétendues mauvaises qualités du chyle, que tout ce
qu'on a établi sur l'exiſtence de ces mauvaises qualités, & des effets qu'on en
déduit, n'eſt qu'une ſuppoſition très-gra-
tuite. Il eſt aiſé de comprendre, qu'en
faiſant tomber cette ſuppoſition, on détruit non-ſeulement la baſe de preſque
tous les raiſonnements qu'on fait ſur les
cauſes des maladies, mais encore la ſource où l'on puiſe preſque toutes les indications pour les traiter. En effet, en quoi
conſiſtent ces indications, ſi ce n'eſt dans
l'idée de faire ſortir, par quelque voie
d'excrétion, le prétendu foyer de la maladie ? On n'entend par ce foyer, que le
produit des mauvaiſes digeſtions, dont
on croit qu'il ſe fait des amas dans les
premieres voies, & d'où, par une ſuite
de ſuppoſitions, on les fait verſer continuellement, ou périodiquement, dans
la maſſe des liqueurs par la voie des veines lactées; & il eſt reçu qu'il eſt d'une
néceſſité indiſpenſable d'épuiſer ce foyer
par diverſes évacuations, pour tarir,

comme on dit, la source de la maladie;
mais s'il est vrai, comme nous croyons
l'avoir presque démontré, que quand
même ce foyer existeroit tel qu'on le
suppose, il ne sauroit fournir directement
à la masse des liqueurs une matiere propre à former des causes de maladie, que
doit-on penser de toutes les méthodes
de traitement qu'on établit sur les conséquences d'un tel principe ?

Les tumeurs auxquelles le corps humain est sujet, prouvent sans contrédit,
un défaut de circulation dans la partie
affectée ; mais s'ensuit-il qu'il faille attribuer cet obstacle à l'épaississement ou
à la trop grande raréfaction des liqueurs ?
Telle est l'explication à laquelle la théorie, fondée sur les loix de la circulation,
est absolument assujettie, & qui, ainsi
que nous venons de le montrer assez clairement, ne peut avoir aucune solidité,
ni même de la vraisemblance. Il est donc
essentiel de chercher ailleurs l'origine de
l'obstacle qui cause les tumeurs, puisqu'on ne sauroit avoir autrement des

principes propres à déterminer convenablement l'usage de la saignée, & que cet
usage ne peut le plus souvent qu'être réglé sur des principes de théorie ; en
effet, tel est l'assujettissement naturel de
la pratique à une théorie, & presque toutes les combinaisons qu'il y a à faire inévitablement, afin de bien établir la source
des indications pour le traitement des
maladies font si bien sentir cette connexion, qu'on ne peut désavouer que la
pratique ne dépende presqu'entiérement
de la théorie. Or les mêmes vues de théorie qui produisent de fausses regles pour
l'usage de la saignée, & pour celui des
remedes propres à débarrasser les premieres voies, se retrouvent également dans
presque toutes les autres sources d'indications prises selon les loix de cette
théorie.

Article V.

Examen du supplément ajouté par Boerhaave à la Théorie reçue.

Il y a toute apparence, que l'illustre

Boerhaave avoit parfaitement senti cet
assujettissement de la pratique à la théorie, de même que l'insuffisance & quelques-uns des inconvénients des principes reçus, & qu'il ne se détermina à faire
des recherches particulieres sur la nature
des liqueurs du corps humain, que dans
la vue de rectifier, d'étendre & d'éclaircir les principes de Médecine qu'il trouva
établis. C'est, vraisemblablement dans
cette vue, qu'il a rassemblé & classé avec
tant de précision dans ses Institutions de
Médecine, & dans ses Aphorismes sur les
maladies, tant de détails & de dénomi-
nations particulieres des vices des humeurs & des liqueurs; mais malheureu-
sement, il s'en faut de beaucoup que ces
additions ne répondent à l'engagement
pris à la tête de ces mêmes Institutions,
de n'avancer sur aucun des sujets qui y
sont traités, *que ce qui est fondé sur des
expériences certaines, ou sur des raisons invincibles*. Nous en appellons à tout homme versé dans la pratique de l'Art, ainsi
que dans les moyens d'y acquérir des connoissances

noiſſances ſolides; nous ne ſaurions croire, que s'il examine avec quelque ſévé-
rité ce détail exhorbitant de vices des
humeurs, & ſur-tout celui des applications qu'on en fait, pour déterminer les
cauſes des maladies & les indications
pour les traiter, il ne paſſe bientôt de
l'étonnement à la défiance. En effet, en
mettant même à part pour un moment
tout ſoupçon de ſuppoſition gratuite, où
eſt le moyen de ne pas ſuspecter un ſyſ-
tême de pratique ordonné principalement ſur la diſtinction, ou la combinai-
ſon preſqu'impraticable de *vices ſimples &*
ſpontanés des humeurs, & de viſcoſité gluti-
neuſe ſpontanée, d'acrimonies diviſées en
acrimonie purement méchanique, qu'il faut
ſpécialement remarquer pour des raiſons
que nous dirons ci-après, & en *acrimo-*
nie ſaline ſous-diviſée en *muriatique, am-*
moniacale, acide, alkaleſcente, fixe, volatile
ſimple, ou compoſée; en *acrimonie hui-*
leuſe, qui a pour eſpeces particulieres, l'*a-*
crimonie huileuſe produite par *un dégré de*
mouvement, qui à force d'en briſer & d'en

D

attenuer les parties, la réduit en esprit, com-
me feroit l'action du feu; l'huileuse saline,
l'huileuse terrestre & l'huileuse acre, produites
par une sorte de calcination du salin & du
terrestre; en acrimonie savoneuse, comparable
à celle du venin des animaux & des végé-
taux; & enfin, en *acrimonie composée des*
quatre précédentes. Il faut ajouter à toutes ces divisions les maladies spontanées
qu'on suppose naître de *l'humeur acide,*
& celles qu'on fait naître de *l'alkali spon-*
tanée.

Peut-on, à la vue de cette longue
chaîne de vices des humeurs, & qui pis
est encore, à la vue des indications de
traitement établies pour chacun de ces
vices, ne pas appercevoir d'abord cet
abus, contre lequel Boerhaave lui-même cherche à inspirer tant de précaution,
qui est de substituer à l'histoire & à l'é-
valuation juste des phénomenes de la
nature, sa propre maniere de les concevoir.

Mais, dira-t-on, Boerhaave n'a rien
avancé qui ne fût fondé sur des expé-

riences. Nous répondons que les expériences qu'on établit d'après un plan illusoire, ne sauroient en aucune maniere préserver des suites de l'illusion : la preuve en est sensible, par toutes les objections insurmontables qui se présentent assez d'elles-mêmes contre les fondements de ce systême de Boerhaave, sur les vices des liqueurs. Il les a principalement établis sur les divers changements qu'il s'est cru en droit d'attribuer à la masse des humeurs, d'après des examens dont il ne rend point compte, & pour lesquels néanmoins, par respect pour ce qu'il assûre, nous devons croire qu'il a mis en œuvre toutes les expériences qu'il a cru convenables.

Mais que pourroient prouver ces expériences, relativement aux divers états de l'économie animale ; puisque les plus fameux Chymistes modernes s'accordent à traiter de chimériques les comparaisons faites entre les changements qui arrivent aux liqueurs contenues dans les vaisseaux du corps vivant inaccessibles à l'air ; & ceux qui arrivent aux liqueurs ; qui livrées à l'action de l'air, & par conséquent à des mouvements spontanés, doivent par cette raison être considérées comme des liqueurs mortes. Il est d'ailleurs bien établi, que le sang dans le corps vivant ne donne jamais des marques de putridité ni d'acrimonie, & même qu'il y est incapable de toute fermentation : ce qui écarte absolument toutes les idées d'acrimonie des liqueurs contenues dans leurs vaisseaux, & détruit en même temps toutes les applications qu'on a prétendu pouvoir faire des changements observés dans les liqueurs mortes, aux divers changements qu'on croit par-là pouvoir arriver, dans les divers états de maladie, aux liqueurs du corps vivant.

C'est ici le lieu de remarquer de nouveau, à quel point il faut être attentif à se préserver du danger qu'il y a de conclure du particulier au général : on ne peut douter que de pareilles réflexions n'eussent empêché Boerhaave d'étendre, comme il l'a fait, bien au-delà de leurs juftes bornes, les réfultats des expériences qu'il a établies pour connoître plus particulierement les humeurs : il eft même probable, que ces réflexions, en le détournant de généralifer ainfi des faits particuliers, l'euffent conduit à les évaluer plus juftement d'après une exacte obfervation. L'expérience fait voir que les aliments de la plus mauvaife qualité fe tournent en fucs très-convenables dans les corps robuftes, ou fimplement bien difpofés ; & qu'au contraire, les aliments de la meilleure qualité fourniffent un chyle plus ou moins mauvais, felon l'efpece & le dégré de la mauvaife difpofition du corps qui les reçoit. Ce n'eft donc que les vices de l'action des premieres voies qu'il faut confidérer comme premieres caufes des mauvaifes qualités du chyle : au refte, on peut dire que ces changements dans le chyle ont été, en général, affez remarqués par tous les Praticiens, fous la dénomination d'acidité ou de putridité.

Mais on verra clairement dans la 3e Edition de l'Essai de Médecine, qui est l'objet de cet ouvrage, que les considérations particulieres de ces vices ne sauroient faire connoître le caractere essentiel de la maladie, ni par conséquent fonder une méthode sûre de traitement; puisqu'il seroit impossible de déterminer en vertu de ces considérations, s'il faut prendre le parti d'évacuer ces humeurs viciées, ou s'attacher simplement à les corriger plutôt qu'à les évacuer. La ressource de juger des maladies par ces sortes de signes, seroit donc bien insuffisante, puisqu'il ne seroit pas possible de parvenir par ces moyens à établir la plus importante des indications. Nous ne prétendons pourtant pas disconvenir, que lorsque les vices de cette nature se déclarent évidemment, ils ne fournissent des éclaircissemens essentiels aux indications qui résultent des caracteres particuliers que les maladies de genre mixte peuvent prendre; & il y a peu de maladies qui ne soient de ce genre. Mais on

ne doit point s'écarter pour cela des indications génériques qu'il faut néceſſai-
remment conſtater, préalablement à
toute indication particuliere ; & on ne
doit ſe régler ſur ces éclairciſſements,
que pour préférer à propos tels ou tels
moyens, entre ceux qui ſont propres à
remplir l'indication générique.

D'ailleurs, on prouvera par la diſcuſſion particuliere de ces indications génériques, & des ſources de ces indications, que les détails immenſes des faits
conſidérés, indépendamment de leurs
cauſes primitives, ne ſauroient produire
que des combinaiſons embarraſſantes &
peu lumineuſes. On verra en même temps
que ces faits trop multipliés par Boerhaave, & rapportés à des genres qui,
au moins dans leur application aux changements de l'économie animale, ſont
purement artificiels, ne peuvent devenir
inſtructifs qu'autant, que par le moyen
d'une théorie ſolide, on a pu les ramener à des ſources générales, ou pour
mieux dire, à des genres naturels &

aisément reconnoissables. Il nous a paru nécessaire de placer ici ces réflexions, pour répondre d'avance à ceux qui pourroient prétendre, que quoique ces vices particuliers des humeurs ne fussent que de simples effets, ils n'en seroient pas moins en état d'être les signes qui pourroient mieux servir à caractériser les maladies où ils se manifesteroient, & à fournir plus clairement toutes les indications convenables.

Ce n'est pas sans étonnement que nous avons trouvé dans un des discours de Boerhaave, * cette même maniere de penser sur la nature & la non-valeur du diagnostic pris de la considération particuliere des vices des humeurs ; il y prononce : *que l'idée de prendre toutes les humeurs viciées qu'on trouve à la fin d'une maladie, pour la matiere, pour la cause de cette maladie, seroit une idée bien trompeuse & d'une dangéreuse conséquence ; car*, continue-t-il, *les liqueurs sont sujettes à changer*

* Discours sur la nécessité & la facilité de ramener la Médecine à sa simplicité naturelle.

à tout moment par la force de la maladie ; d'où il suit que ce changement, bien loin de pouvoir être pris pour une cause, ne peut être considéré que comme un effet ; si bien donc que celui qui régleroit ses indications sur ces vices des humeurs, qu'il seroit parvenu à reconnoître au commencement de la maladie, agiroit en vain, & ne feroit que se jetter dans de plus grands embarras : il ajoute, quelques lignes après au sujet des crises, auxquelles il soutient qu'on ne peut rien entendre en ne les considérant, que sous le point de vue de ces divers vices des humeurs ; que ce que la maladie rejette à la fin, comme excrément par quelque voie de crise, n'étoit au commencement de la maladie qu'une humeur naturelle au corps, uniquement dégénérée, corrompue par la force de la maladie ; de maniere, que si on avoit pu couper racine à la maladie dans son commencement, cette même humeur devenue par la maladie matiere de crise, seroit demeurée dans son état naturel, ou, selon les propres termes de l'Auteur, *amie de la vie.* Ce discours est postérieur à la premiere édition des Ins-

E,

titutions & des Aphorifmes de Boerhaave, mais antérieur de quelques années à la derniere édition. D'ailleurs,
on le voit dans le même difcours réduire
en quelque maniere les caufes qui peuvent nuire à la circulation, à cette acrimonie fimplement *méchanique* que nous
avons fait particuliérement remarquer :
il fuppofe dans les liqueurs, des parties
groffieres & pointues qui s'attachent aux
parois de quelques vaiffeaux, où elles
foutiennent une partie de l'effort de la
colomne du fang qui y circule ; ce qui
fait que les endroits des vaiffeaux où ces
pointes fe font attachées, ne peuvent
qu'en être tiraillés & irrités à chaque
inftant, au point que cette irritation
gagnant de proche en proche, excite
un effort général, d'où il déduit la chaleur de la fiévre, ainfi que tous les effets fâcheux qui peuvent s'en fuivre,
jufqu'à ce que cette action fébrile foit
parvenüe à détruire ou à détacher ces
parties engagées dans les petits vaiffeaux.

On ne fauroit difconvenir, que ce ne

foit là un pur jeu d'imagination formel-
lement oppofé à ces conditions *d'expériences certaines*, ou *de raifons invincibles*
impofées par Boerhaave à quiconque
cherche à établir folidement quelque vérité de l'Art. Mais comment Boerhaave
a-t-il pu, après l'exemple de Defcartes,
déroger, autant qu'il l'a fait, aux principes fages qu'il a tant recommandés ?
Cela devoit arriver. Il publia fes Inftitutions de Médecine, qui furent fuivies
l'année d'après de fes Aphorifmes fur les
maladies, ouvrages qui demandent la
plus parfaite maturité de génie & d'expérience, n'étant encore que jeune Médecin, ayant à peine fept ou huit ans
de pratique, & encore d'une pratique
peu heureufe. D'ailleurs, lorfqu'il s'a-
donna à l'étude de la Médecine, il étoit
déja d'un certain âge, & rempli de beaucoup de connoiffances qui n'ont rien de
commun avec le fond de l'Art. Il faut
convenir, malgré les illufions de notre
amour-propre, que la tête la mieux organifée n'a qu'une certaine capacité d'i-

dées & de connoiſſances completes, de maniere donc, que lorſque notre curioſité ſe trouve, pour ainſi dire, *ſoulée* d'un certain nombre de connoiſſances, elle n'eſt plus en état de fournir cette attention neuve, forte, avide, qui fait qu'on embraſſe pleinement les idées qu'on cherche à acquérir ; il réſulte de-là, que l'attention pour de nouveaux objets doit néceſſairement s'affoiblir à la même proportion que la tête ſe trouve préoccupée ; & il n'eſt guere poſſible que l'entendement puiſſe alors bien ſaiſir un nouvel objet, aſſez vaſte par tout ce qu'il a d'eſſentiel, pour occuper entiérement le génie le plus étendu.

Bien éloigné de cette maniere de penſer, Boerhaave crut, ainſi qu'on le peut voir dans les regles qu'il nous a laiſſées ſur la maniere d'étudier la Médecine, que la Phyſique, les Mathématiques & la lecture des anciens Philoſophes y étoient très-néceſſaires. Il dit d'abord, que l'étude de la Médecine ne doit comprendre que *ce qui y appartient eſſentielle-*

ment ; il dit enfuite, que fi, par exemple, quelqu'un tombe d'un lieu élevé, & que par fa chûte il lui arrive ou contufion ou fracture, on ne fçaura pas que cet homme a dû tomber, fi on ignore l'exiftence & les effets de la gravité, & il conclud de-là pour l'importance des connoiffances phyfiques.

Si la plûpart des connoiffances préliminaires qu'il exige, avant qu'il foit permis d'entrer dans le fond de la Médecine, n'y font pas plus effentielles, comme il feroit aifé de le montrer, que la connoiffance de la gravité le feroit à un Chirurgien, pour traiter convenablement un malade des accidents d'une chûte, on peut facilement juger à quel point eft non - feulement inutile, mais même dangéreufe l'éducation que Boerhaave propofe pour former un Médecin.

Cependant nous n'en fommes pas moins difpofés à convenir de la vénération dûe à la mémoire de ce grand homme, auffi refpectable par fon grand génie, qu'il eft aifé de reconnoître dans fes travaux, fur-tout dans fes Eléments de Chimie, que par les grands éloges qui l'ont confacré.

Il est pourtant à propos de remarquer, au fujet de ces éloges, qu'il paroît par l'hiftoire de fa vie, que fa grande réputation fut moins dûe au fuccès de fa pratique, qu'à celui de fes Leçons. Boerhaave avoit l'efprit fort méthodique, & il réuniffoit en lui un grand nombre de connoiffances; il n'y avoit pas de moyen plus certain de lui attirer l'admiration de fes auditeurs; car on fait que des Ecoliers, la plûpart jeunes & avides de favoir, font fort difpofés à recevoir comme vrai ce qu'on leur fait concevoir avec une certaine facilité. Tous fes Ecoliers étoient donc autant d'admirateurs paffionnés qui portoient dans leurs pays les hautes idées qu'ils avoient pris de leur maître, & par conféquent, ils ne pouvoient manquer de le faire confulter dans toutes les grandes occafions.

Ce fera néanmoins à jamais un jufte motif de regret pour toutes les per-

sonnes attachées au progrès de l'Art,
que les vues dans lesquelles Boerhaave
a cherché à étendre & perfectionner la
Médecine, ayent été moins propres à
remplir son idée, qu'à honorer son travail par le parti qu'il en a sçu tirer; ce
qui prouve sans aucun doute, que s'il
avoit employé ses grands talens à faire
valoir un plan mieux fondé, il nous
eut laissé un corps de doctrine le plus
complet & le mieux ordonné qu'il fût
possible d'espérer : ainsi la grande idée
qu'il est juste d'avoir du génie de l'Illustre Boerhaave est beaucoup moins
due à ce qu'il a fait sur la théorie & la
pratique de la Médecine, quel que soit
le relief du bel ordre qui y regne, qu'à
ce qu'on voit bien qu'il étoit capable
de concevoir & d'exécuter.

ARTICLE VI.

De l'abus qu'on fait de l'autorité d'Hip-
pocrate en faveur de l'Empirisme.

Nous croyons que la critique que

nous venons de faire de la théorie fondée sur les loix de la circulation , &
des additions que Boerhaave y a faites,
paroîtra assez solide à tout Médecin im-
partial, pour lui faire désirer une théorie mieux fondée. Nous supposons ce
Medecin assez sage & assez éclairé, pour
être persuadé qu'on ne sauroit regarder
la Médecine comme un Art , si elle
n'est établie sur une liaison de principes
qui puisse diriger l'observation.

La science de la Médecine tient si
fort à cette condition , qu'on ne peut
qu'être étonné au dernier point qu'il se
trouve des Médecins disposés à croire
que la théorie ne sert de rien , & que
ce qu'il y a de mieux dans l'Art n'est
que de l'empirisme. Ceux qui ont cette
maniere de penser ne manquent point
de s'étayer de l'autorité d'Hippocrate
qu'ils affectent de ne donner que comme un empirique ; & ce qui est bien
plus surprenant, & qui prouve singuliérement la force de l'exemple, c'est que
beaucoup de Médecins pénétrés de la

nécessité d'une théorie, & n'ayant par
conséquent aucun intérêt à ne considérer Hippocrate que comme un empirique, n'en ont pourtant pas d'autre
idée. Il importe beaucoup de faire tomber un jugement aussi abusif; les moyens
en sont si aisés, ils se présentent même
si naturellement, qu'il sembleroit presqu'inutile d'entrer en quelque discussion,
pour montrer l'usage qu'on en doit faire.

Hippocrate trouva, comme on le
sait, la Médecine dans un état à ne
pas mériter le nom d'Art ; telle qu'elle
étoit néanmoins, elle ne laissoit pas que
d'assûrer à ceux qui l'exerçoient une
considération que ce grand homme, par
des vues dignes de l'étendue de son génie, voulut rendre mieux fondée.

La premiere idée qui auroit dû, sans
doute, se présenter alors à un homme
de beaucoup moindre génie que celui
d'Hippocrate, eût été de rassembler tout
ce qui pouvoit se trouver d'observations éparses sur les maladies, & d'en
faire un corps qui comprit, autant qu'il

eût été possible, assez de faits concernant chaque maladie, pour que les Médecins eussent la ressource de tirer parti de la comparaison de ces faits avec les maladies qu'ils auroient à traiter. Cette idée est si naturelle, qu'il doit paroître étrange qu'on en ait fait le principal motif de la vénération qu'on a pour Hippocrate. Mais pour se convaincre que ce grand homme étoit fort éloigné de faire consister la perfection de l'Art dans la multitude des faits accumulés sans liaison, il ne faut qu'examiner avec quelque attention son Livre *de la nature de l'homme*, & celui de la formation de l'homme, intitulé, *des chairs, ou des principes*. Quoiqu'il y ait bien des choses à dire sur le système qu'il y propose, on ne sauroit pourtant disconvenir, sur-tout en se transportant au temps où ces traités ont été faits, qu'on ne doive les regarder comme la production d'un grand génie, & d'un génie vraiment systématique. On voit de-là sous quel point de vue il devoit considérer dans la sphere de ses connoissances tout ce qui étoit relatif à la physique du corps humain, soit dans l'état de santé, soit dans l'état de maladie : on en peut encore juger par son début au premier Chapitre de son Traité *de la diete dans les maladies aiguës*. Il commence par faire l'éloge de l'exactitude qu'on a apporté dans la collection des *Sentences Cnidienes* : il avoue qu'on a bien réussi à faire l'histoire de chaque maladie, & même qu'on a assez bien désigné les commencements & les progrès de la plûpart des symptômes qu'on y observe; mais il ajoute en même temps, que tout ignorant peut se flatter de parvenir à en faire autant, pourvû qu'il veuille se donner la peine de voir assez de malades, & de tenir un regître exact de ce dont ils se plaignent; ensuite il met en fait, que les auteurs des *Sentences Cnidiennes* ne paroissent seulement pas s'ê-tre doutés de ce qui caractérise le vrai Médecin, qui est d'être en état de sai-sir, même indépendamment du rapport

exact des malades, les signes qui carac-
térifent les maladies & leurs évenements, non plus que de beaucoup d'autres chofes qui tendent à former le talent de bien conjecturer. Or l'art de
bien juger de la nature des maladies, &
& de prédire à peu près leurs progrès
& leurs évenements, ne confiftant principalement que dans une diftinction jufte
des fymptômes & des accidents plus ou
moins favorables, ou plus ou moins
contraires aux crifes, on ne fauroit croire
que le plan général qu'Hippocrate s'é-
toit formé de cet Art, fut borné à ce
que nous en voyons dans fes écrits : il
faut pourtant convenir, que comme il
en étoit l'inventeur, & qu'il étoit par
conféquent obligé, pour le faire réuffir,
de le mettre à la portée des efprits de
ce temps-là, ou pour mieux dire, de le
proportionner au peu de folides connoiffances qu'on avoit alors de l'économie animale, il ne pouvoit d'abord le
préfenter autrement qu'il l'a fait ; en
fuppofant même ce qui n'eft pas vrai-

femblable, qu'il n'eût rien manqué au plan qu'il s'en étoit formé. Mais Hippocrate a trop montré d'efprit philofophique dans ceux de fes Traités que nous avons cités, ainfi qu'en beaucoup d'autres endroits de fes Ouvrages, pour qu'il foit permis de douter, que s'il avoit eu le temps de conduire fon plan de Médecine à fa perfection, il n'eut lié à quelques principes généraux cette multitude de détails ifolés qu'on veut qu'il ait donné tels qu'il les a laiffés, comme de véritables regles applicables à la pratique journaliere. Il eft donc très-probable qu'il ne les avoit ainfi raffemblés, que pour fe mettre en état de bien affeoir les fondements de l'Art. En effet, la plûpart de ces prétendues regles font fujettes à tant d'exceptions qui ne s'y trouvent point fpécifiées, elles font fi difficiles à entendre, à claffer dans un ordre convenable, & par-là fi embarraffantes & fi incertaines dans leur application, qu'on ne fauroit croire que ce grand homme ne s'en foit point apperçu,

& qu'ainſi il puiſſe être cenſé avoir prétendu que de pareilles deſcriptions euſ-
ſent force de regles ou de principes.

Au reſte, on ne ſauroit douter que la
plûpart des écrits qui ſont mis ſous le
nom d'Hippocrate, ne ſoient l'ouvrage
de différens Auteurs, dont quelques-uns
n'étoient peut-être pas ſes contempo-
rains ; ainſi nous n'avons point à nous
mettre en peine de ce qui, dans quelques-uns de ces écrits, ſembleroit ne
pas s'accorder exactement avec ce que
nous venons d'établir d'après quelques-
uns des ouvrages qui paſſent le plus pour
être de lui. Il n'eſt encore que trop vrai,
que le plan de l'économie animale qu'Hippocrate étoit parvenu à ſe former, bien
déſigné dans ſes traités de la nature &
de la formation de l'homme, n'étoit,
ni aſſez ſolide, ni aſſez étendu pour
pouvoir embraſſer également toutes les
parties de l'Art, & fournir par conſéquent une méthode générale de l'apprendre & de l'exercer. Auſſi, eſt - il
vraiſemblable que ce n'eſt que par cette

raifon que les ouvrages de pratique qu'on croit lui devoir fe reffentent fi fort de l'empirifme; mais il paroît évidemment par tout ce qu'il nous a laiffé fur l'économie animale, & fur beaucoup de faits de pratique rapportés à l'idée qu'il s'en étoit formée, qu'il cherchoit à généralifer fes connoiffances. En effet, Hippocrate avoit trop de génie pour ne pas fentir qu'on ne peut être heureux dans fes recherches, & fur-tout dans l'ufage des vérités qu'on parvient à découvrir, qu'à proportion qu'on eft en état de les ranger felon un plan convenable.

Cela pofé, nous croyons être en droit de dire, qu'on ne fauroit plus mal juger d'Hippocrate, qu'en le regardant comme l'appui & le modele de l'empirifme, & qu'après tout ce que nous croyons avoir folidement établi fur les conditions requifes aux vérités fondamentales de l'Art, il ne refteroit qu'à regarder comme un entêtement bien étrange, la prétention que le pur empi-

rifme puiffe conduire à des vérités également folides & fécondes, & fur-tout
d'un ufage aifé dans le cas d'en faire
l'application, à moins qu'on ne crut devoir excufer cet entêtement fur le défaut d'une théorie propre à embraffer
complétement l'obfervation. Or, s'il
eft prouvé qu'on ne peut abandonner les
progrès de l'Art au feul empirifme, &
fi, comme nous croyons qu'il eft impoffible de n'en pas convenir, il n'y a
pas à compter fur les théories de Médecine reçues jufqu'à préfent, il fuit de-
là, que la néceffité de confidérer la Médecine fous un nouveau point de vue,
ne fauroit paroître douteufe en aucun
fens, & qu'on fe flatteroit en vain de
parvenir par une fuite de faits obfervés
fur chaque maladie, à faire un corps
de doctrine affez folide & affez complet pour pouvoir fe paffer de toute
théorie. C'eft une réflexion qu'il importe
beaucoup d'oppofer à ceux qui préten-
dent qu'il ne refte qu'à s'en remettre à
la poftérité, pour parvenir à compléter

cette

cette suite d'observations.

Ce seroit ici le lieu de discuter à fond tous les motifs qu'il y a de donner la préférence au plan que nous allons exposer, sur les hypotheses dont nous venons de faire la critique; mais quelles raisons pourrions-nous alléguer que chacun ne puisse facilement puiser dans la maniere d'observer, ou pour mieux dire, dans l'énergie de cette vérité de sentiment exposée au commencement de cet Ouvrage, sur laquelle nous avons principalement fondé ce plan ? En effet, comment pourroit-on révoquer en doute des faits, dont même, avec une médiocre attention sur ce qu'on peut éprouver en soi-même, il est aisé d'acquérir une idée aussi certaine & aussi distincte, & telle qu'il ne peut pas être censé possible d'y suppléer par aucune autre voie? Nous pourrions rendre ici cette vérité plus frappante par beaucoup de faits particuliers que nous aurions à citer, si nous n'avions pas jugé que ces faits seroient mieux à leur place, étant précédés de l'exposition de leur méchanisme & de leurs causes les plus prochaines ; d'ailleurs, la force de conviction qui doit résulter d'un ensemble de vérités qu'on se propose d'établir : doit tenir beaucoup moins à une scrupuleuse analyse de chacune de ces vérités, qu'à une perception claire des rapports qu'il y a entre les effets & leurs causes ; & on peut assûrer que ce genre de perception est la vraie source des vérités fécondes. Il nous reste donc à montrer par l'exposition de notre plan, qu'il est tel, que cette sorte de conviction en peut naître.

CHAPITRE II.

Des Loix de l'économie animale.

NOus nous proposons de faire voir dans ce Chapitre, que les idées qu'Hippocrate, Aretée, Staahl & Boerhaave paroissent s'être formé de l'économie animale, en la confidérant en général, ont quelque rapport avec l'expofition que nous en ferons : nous chercherons enfuite à développer, autant qu'il nous fera poffible, le méchanifme de la formation du corps humain, dans la vue de parvenir à connoître & à conftater plus clairement les diverfes loix de fon action. On comprend bien que nous ne faurions approfondir ce méchanifme jufqu'à un certain point, fans être obligés de fuppléer quelquefois à l'évidence de l'obfervation par des confidérations tirées de quelques vérités phyfiques qui fe lient affez naturellement à ce méchanifme; mais les conféquences que nous aurons à tirer de ces vérités, pour l'établiffement des loix de l'économie animale, fe trouveront d'ailleurs fi bien appuyées & fi conformes à l'obfervation, que nous ne prévoyons point de difficulté qui puiffe les affoiblir.

ARTICLE I.

De l'opinion qu'Hippocrate, Aretée, Staahl & Boerhaave ont eu sur les loix de l'économie animale.

Lorsque Hippocrate, Aretée, Staahl & Boerhaave ont cherché à découvrir quelle pouvoit être au fond la constitution de l'économie animale, ils sont parvenus à se convaincre, & sans doute, par la seule voie de l'observation, que cette constitution tient essentiellement à un ensemble de loix d'action nécessairement dépendantes les unes des autres. Boerhaave n'a pu mieux exprimer cet ensemble, qu'en le comparant à un cercle d'action, formé de maniere, que par une vicissitude constamment produite par cet ordre d'enchaînement, à tout instant les effets y deviennent des causes, & les causes à leur tour y deviennent des effets. Au reste, il a avoué qu'il trouvoit d'ailleurs cet enchaînement si impénétrable, qu'il ne pouvoit y assigner ni commencement, ni fin; & par conséquent, qu'il étoit fort difficile d'entrer en matiere pour établir un plan d'économie animale, sans courir le risque, par rapport à cette merveilleuse ordonnance d'action, de blesser les loix de la bonne méthode. En effet, de peur de s'aller embarrasser dans ce labyrinthe, il a pris le parti de mettre totalement à l'écart l'examen de ces premieres loix de la vie, & il s'est réduit à n'en considérer que successivement les fonctions, en commençant simplement par l'exposition de tout ce qu'il a pu rassembler de mieux, pour faire connoître le méchanisme de la digestion; & ensuite, en continuant d'exposer tous les changements que les aliments ont à subir dans les vaisseaux, jusqu'à ce qu'ils soient devenus propres à la réparation du corps. C'est dans un ordre à peu près semblable qu'il considere les autres fonctions du corps humain, cherchant à remplacer par cette sorte de physiologie

*

particuliere le principal ordre de connexion de toutes les parties organiques,
qu'il ne croyoit pas qu'on pût pénétrer.
Ceux qui favent en quoi confifte la force
des principes généraux, & quelle eft la
néceffité d'avoir de pareils principes,
pour être en état de former une théorie propre à embraffer folidement les
faits qui réfultent des divers états de
l'économie animale, peuvent feuls juger s'il eft poffible de fuppléer au défaut de ces principes par les détails particuliers que Boerhaave y fubftitue dans
fes Inftitutions & dans fes Aphorifmes ;
& de-là ils verront facilement le peu
de parti qu'il y a à tirer d'une théorie
uniquement fondée fur un tel fupplé-
ment, c'eft-à-dire, fur une chaîne de
conféquences tirées du particulier au
général.

Pour ce qui eft d'Arétée, il a dit for-
mellement, que l'eftomach eft relatif à
toutes les parties du corps ; & on peut
juger par la maniere dont il s'en ex-
prime, qu'il croyoit ce rapport orga-

nique. Il est à présumer qu'il n'eût
point parlé si positivement de cette connexion, s'il ne l'eût mieux expliquée
dans quelqu'une des parties qui nous
manquent de ses écrits.

Quant à Hippocrate & Staahl, il est
aisé d'appercevoir dans leurs ouvrages,
que ce rapport général des mouvements
de la vie les avoit encore plus fortement frappés que Boerhaave ne paroît
l'avoir été ; & à les voir revenir à cette
idée, autant qu'ils l'ont fait, on ne
peut guere douter qu'ils ne la crussent
très - importante ; mais la maniere dont
Hippocrate l'avoit saisie, se ressent si
fort de l'obscurité de la philosophie de
son temps, & celle de Staahl est si en-
veloppée dans son système de l'ame,
ouvriere de toutes les fonctions, que
tout ce qu'on en peut résumer, se réduit
à faire voir assez clairement qu'ils étoient
bien convaincus l'un & l'autre de l'enchaînement de l'action de tous les organes, quoiqu'ils eussent compris fort
peu de chose au méchanisme de cet

enchaînement. Cependant on ne peut qu'être étonné, qu'après une décision aussi formelle d'Hippocrate sur ce fond de rapport général dans le méchanisme qui sert aux mouvements de la vie, il ne se soit trouvé aucun autre Médecin qu'Aretée assez frappé de cette décision, pour prendre à tâche de la faire valoir, ou du moins pour la remarquer, comme l'a fait Boerhaave, au point d'en faire sentir l'importance. Il est à présumer qu'il n'en eût pas fallu davantage pour tourner les vues de la plûpart des anciens Auteurs de Médecine du côté de ce principe, & qu'à force de multiplier les recherches, on seroit depuis long-temps parvenu au genre d'observation, qui est le seul propre à bien développer l'ordre, l'étendue & l'importance de cette premiere loi de l'économie animale. Venons à l'exposition des vérités qui naissent de ce principe.

❋

ARTICLE II.

ARTICLE II.

*Recherches sur le méchanisme de la formation
du corps humain, & sur l'ordre des
loix de son action.*

Il faut d'abord déterminer & constater le fond des loix de l'économie animale, par un ensemble de preuves tirées du résultat de quelques faits avérés sur la formation & la structure du corps humain. Ces preuves serviront d'un côté à faire voir clairement comment les premieres loix de l'économie animale doivent nécessairement dépendre du rapport naturel de ces faits primitifs; & de l'autre, comment le genre d'observation qui a conduit à trouver ces loix, est en effet le seul propre à les justifier : nous éclaircirons encore plus ceci, lorsque nous en viendrons à établir les vérités de détail ; c'est-à-dire, à faire l'application de la théorie prise de ces mêmes loix à tous les faits qu'il y a à considérer, tant en général qu'en particulier, sur l'économie animale, soit dans l'état de santé, soit dans l'état de maladie!

La vie du corps n'étant, ainsi que nous le ferons voir clairement dans la suite de cet Ouvrage, que l'ensemble de plusieurs mouvements qui sont liés d'une mutuelle dépendance, & qui ne s'exécutent & ne se perpétuent qu'en se contrebalançant réciproquement, au moyen des efforts continuels que toutes les parties font les unes sur les autres, on ne sauroit se flatter de pouvoir saisir les premieres loix de ce méchanisme, qu'en ramenant, autant qu'il est possible, la vie à son état, pour ainsi dire, le moins composé ; c'est ce qui nous détermine à la prendre presque dans son origine. De-là, c'est-à-dire, depuis le moment qu'elle existe de maniere à pouvoir être considérée physiquement, nous la suivrons dans toutes les modifications qu'elle acquiert, jusqu'à ce qu'elle soit parvenue au point où on la voit dans l'enfant qui vient de naître. Par cet ordre, nous nous assujettissons à la considérer d'abord dans ses premiers linéaments, à montrer ou à indiquer en quoi ils confistent, & à les fuivre dans leurs progrès, en faifant connoître la détermination & l'enchaînement des forces qui les dirigent; enfuite nous déterminerons quels font les premiers organes par l'action defquels commence l'exercice de la vie; & enfin, nous expoferons le développement fucceffif des linéaments des autres organes.

L'examen des parties élémentaires du corps humain confidérées avant leur affemblage dans leur réfervoir féminal, nous appartient beaucoup moins qu'à la Phyfique générale. On fait d'ailleurs tout ce que M. de Buffon, auffi ingénieux que profond dans toutes fes recherches phyfiques, eft parvenu à découvrir & à conftater folidement au fujet de l'exiftence & de quelques - unes des principales propriétés de ces parties élémentaires qu'il a fait connoître fous le nom de molécules organiques vivantes, également propres par leur nature à former les animaux ou les plan-

tes. Quant à nous, il nous suffit de les
considérer dans l'état où elles sont dans
le corps humain, lorsqu'après les prépa-
rations néceſſaires, elles ſe trouvent aſ-
ſemblées dans leur réſervoir, & par
conſéquent réunies & combinées dans la
liqueur ſéminale, de maniere à être
ſuſceptibles de la fécondation.

Qu'il nous ſoit permis de propoſer
au ſujet de cette fécondation, une conjecture fondée ſur pluſieurs fortes raiſons de probabilité. Il n'y a guere de
Phyſiciens aujourd'hui qui, par les expériences faites juſqu'à préſent ſur l'E-
lectricité, ne penſent que Dieu a créé
le fluide électrique pour être un agent
univerſel, & par conſéquent, le principe
phyſique de tout mouvement; & l'on peut
dire que dans les connoiſſances qui nous
reſtent à acquérir là-deſſus, il s'agit moins
de chercher de nouvelles preuves de cette
opinion, que de découvrir plus particuliérement la maniere d'agir de ce fluide,
& toutes les différences qui peuvent arriver dans ſon action ſelon la diverſité

& les changements des caufes qui la déterminent. Sur quoi néanmoins il peut
être à propos d’obferver, que toutes les
expériences qu’on fait pour connoître
plus particuliérement les loix & les propriétés de la matiere électrique, déran-
gent néceffairement l’ordre naturel de
fon action; & qu’ainfi, lorfqu’on croira
avoir épuifé les voies par lefquelles on
peut rendre fenfibles les faits d’électricité qui peuvent être foumis aux expériences, il reftera à fe former du produit de toutes ces expériences un point
de vue, fous lequel on püiffe confidérer
plus généralement l’ordre naturel d’action, & de-là, les plus effentielles des
propriétés de la matiere électrique.

Nous n’avons guere d’opinion philofophique auffi ancienne que celle de
l’exiftence & des propriétés de cette
matiere, telle au fond qu’on la recon-
noît aujourd’hui. Les Modernes ont, à
la vérité, conftaté l’exiftence de ce fluide, bien autrement que les Anciens ne
paroiffent l’avoir fait. Nous avons depuis

peu un grand nombre d'expériences qui
établissent ses propriétés & les différents
effets produits par les diverses déterminations dont il est susceptible; mais
quelqu'importantes que soient ces nouvelles connoissances, on peut néanmoins
dire qu'elles ne font que confirmer l'i-
dée des Anciens fur l'existence & les
propriétés générales de cette matiere.

D'après cette idée des Anciens, &
d'après toutes les expériences qui la
confirment, plusieurs Modernes ont déja pensé que tous les effets qu'on a attribués jusqu'ici aux esprits animaux dans
le jeu de l'économie animale, se dédui-
sent beaucoup plus simplement & plus
clairement des propriétés reconnues du
fluide électrique, que de toutes les sup-
positions vagues qu'on avoit été contraint de faire, pour établir la nature
& les propriétés de ces esprits animaux.

D'ailleurs, l'idée de l'action des nerfs
produite par l'effet constant d'un fluide
éthérien, qui n'est peut-être que le fluide
électrique, se trouve assez spécifiée dans

la 24ᵉ des questions de Newton. Quoiqu'il ne prononce point là - dessus, comme sur une chose démontrée, il est néanmoins à présumer qu'il n'eût point avancé ce qu'il expose dans cette question sur le rapport naturel des nerfs & de leur action avec la nature & les propriétés du fluide éthérien, si cette idée ne lui eût paru fondée sur quelque forte analogie, ou sur quelque expérience particuliere. Mais après tout ce qui a été connu depuis Newton, sur l'existence & les propriétés du fluide électrique, il ne reste plus à l'idée de ces prétendus esprits animaux la moindre probabilité; & on ne sauroit concevoir que la substance du cerveau, dans l'état où elle est de mollesse & d'inertie, ait par elle-même un dégré de ressort & de *prestesse*, dont on puisse déduire le méchanisme qui occasionne nos sensations & nos perceptions.

Mais, dira-t-on, la substance du cerveau est recouverte & pénétrée de la Pie-mere, qui paroît pouvoir lui fournir l'activité nécessaire à ses fonctions ? Il est aisé de répondre à cette difficulté d'après la seule inspection de cette membrane, & mieux encore en jugeant de sa nature par son origine. On voit au premier coup d'œil, qu'une membrane aussi ténue, & absolument dépourvue de fibres aponévrotiques ou musculeuses, d'ailleurs appliquée intimement partout à une substance aussi mollasse que l'est le cerveau, ne sauroit être censée capable d'une vibratilité qui réponde à la promptitude des sensations & de leurs effets sur le corps, sur-tout à cette immense variété d'impressions & de déterminations qui différencient tout ce qui doit rester de distinct dans l'organe de la mémoire.

Il y a encore à opposer à la vraisemblance de cette supposition une difficulté qui paroît presqu'impossible à résoudre, c'est que si le cerveau, en y comprenant la membrane dont il est revêtu & pénétré, avoit par lui-même un certain dégré de ressort & d'activité, il

ne feroit pas poffible que les traces qui
forment la réminifcence de nos fenfations & de nos idées puffent fe conferver ; car , il s'enfuivroit néceffairement
qu'il faudroit regarder l'action propre du
cerveau comme fort fupérieure aux impreffions & aux déterminations particulieres , que les fenfations laiffent dans
les prétendues fibres de cet organe , &
qu'ainfi ces impreffions feroient détrui-
tes prefque à mefure qu'elles feroient
formées.

D'ailleurs , on ne fauroit douter , d'a-
près les connoiffances anatomiques, que
la Pie-mere ne doive être confidérée
comme un vrai tiffu cellulaire qui enveloppe le cerveau de la même maniere
que la plevre & le péritoine enveloppent en général & en particulier les parties contenues dans la poitrine & dans
le bas ventre. Il y a encore ceci de
remarquable, c'eft que la Pie-mere fe
trouve notablement plus mince, plus
aifée à déchirer avec les ongles dans
l'ouverture des cadavres, que la plevre

& le péritoine ; preuve certaine de son
moindre reſſort & de ſa moindre action :
& cette différence doit être attribuée
à l'union intime de cette membrane
avec la ſubſtance mollaſſe du cerveau.
Quoi qu'il en ſoit, l'action de la Pie-
mere ne peut qu'être cenſée médiocre,
dès qu'il eſt établi qu'il ne faut la conſidérer que comme une portion de tiſſu
cellulaire.

On peut préſumer au contraire, que
la ſubſtance du cerveau revêtue de la
Pie-mere eſt propre à la formation d'une
infinité de divers foyers d'électricité, &
d'autant plus favorablement diſpoſée pour
la facilité, la permanence & la variété des
impreſſions ſenſibles, qu'elle ſe trouve entiérement muqueuſe & de peu de reſſort;
& il eſt probable que le fluide éthérien
concentré dans le cerveau, loin de trou-
bler l'ordre & la durée de l'action de ces
foyers, doit au contraire, lorſque la diſpoſition organique ne s'y oppoſe point,
les favoriſer & les maintenir. On voit
auſſi combien l'activité de ce fluide eſt

renouvellée à tout instant dans cet organe par l'effet fréquent des objets qui frappent nos sens ; il n'est pas nécessaire de faire observer que, selon cette théorie, l'ame se trouve affectée par les divers résultats de l'action du fluide éthérien sur le cerveau, comme elle étoit censée l'être par les divers ébranlements des fibres de cet organe, & que ce méchanisme n'empêche pas qu'elle ne puisse déterminer l'action du cerveau, selon ses facultés ordinaires.

Comme nous nous proposons moins ici de convaincre le Lecteur, que d'exciter ses réflexions sur ce méchanisme de l'action du cerveau & des nerfs, nous nous arrêtons à ce que nous venons d'exposer, & nous croyons qu'il est possible d'en faire une juste application à tout ce qu'il y a à considérer sur le matériel des sensations, soit dans leur ordre naturel, soit dans leur désordre. Nous pensons néanmoins, que cette application deviendra plus facile d'après tout ce que nous aurons à discuter sur les caufes & les effets phyfiques de l'action du cerveau, au dernier Chapitre de cet Ouvrage.

Enfin, pour donner un nouvel appui aux probabilités fur lefquelles on a établi un rapport particulier entre les nerfs & le fluide électrique, il ne faut que confidérer fes effets fur les êtres inanimés, & les conféquences qu'il y a à tirer de ces effets. On peut conclure des expériences faites jufqu'ici fur ce fluide, que tous les corps font doués d'une force électrique, qui en quelque maniere leur eft propre; que l'intenfité de cette force dépend de la nature des parties élémentaires dont ces corps font formés, & que probablement la différence de ces parties élémentaires ne confifte originairement que dans le plus ou moins de matiere électrique qui a pu s'y concentrer, & former par-là des foyers plus ou moins actifs.

Si ces confidérations ne fuffifent pas pour établir l'action du fluide éthérien, comme un principe général applicable à

tous les phénomenes de la nature, &
en particulier à la génération, elles
fourniffent au moins de fortes probabilités à cette idée : d'ailleurs, il en réfulte des explications claires & fimples
de beaucoup de faits dont on ne fauroit rendre raifon par aucune des opinions qu'on ait eues jufqu'à préfent.

Entre les phénomenes de la génération qui font inexpliquables, fuivant les
opinions connues, le principal eft celui
de la reffemblance des enfans à leurs
peres ou à leurs meres, fur-tout par
des vices de conformation. On eft réduit pour l'explication de ce phénomene, à fuppofer des formes particulieres
conftamment retenues par un fluide qui
demeure néanmoins dans fon état de
fluidité, & qui, en fortant des filieres où
on prétend que ces formes lui ont été
imprimées, doit néceffairement entrer
dans d'autres filieres très-différentes où
il ne pourroit que perdre ces premieres
formes, & en acquérir de nouvelles :
ce qui, fans entrer dans une plus grande

difcuffion, montre affez clairement que cette folution ne fuffit pas ; au lieu que ce phénomene fe déduit affez naturel-lement de la théorie que nous allons établir.

La propriété qu'ont les organes ex-crétoires de la liqueur féminale de de-venir, au moment de l'émiffion de cette liqueur, le centre de prefque tout mou-vement & tout fentiment du corps, eft un phénomene trop confidérable, pour qu'il foit permis de reftraindre les effets d'une telle révolution au feul mécha-nifme de l'excrétion de la liqueur fémi-nale. On ne fauroit difconvenir que le fluide éthérien ne doive être confidéré dans chaque animal comme une atmof-phere active qui embraffe également tou-tes les parties extérieures & intérieures du corps, depuis les plus fimples juf-qu'aux plus compofées. Or, il n'eft pas difficile de concevoir que ce fluide doit, par la révolution générale qui arrive au moment de l'émiffion, fe réfléchir de toutes les parties du corps vers les organes de la génération, & s'imprimer dans la liqueur féminale, à peu près, comme les rayons de lumiere qui étant réfléchis d'un objet, dont en quelque maniere ils portent l'image, vont fe peindre fur divers foyers, & notamment fur la rétine.

Mais, qu'eft-ce que cette efpece d'image que les rayons de lumiere rapportent de l'objet duquel ils font réfléchis ? Peut-on la prendre pour un vrai deffein repréfentatif de cet objet, puifqu'on ne fauroit concilier l'idée d'aucune forte de deffein tracé & permanent dans les rayons de lumiere, avec la nature & l'activité de ces rayons ? L'objection eft très - fpécieufe, mais elle tombe par le feul examen de ce qui eft bien connu fur ce fait. Il eft certain que tous les divers objets qui frappent nos yeux, ne nous font diverfement exprimés qu'au moyen des différentes modifications que la matiere de la lumiere reçoit en fe réfléchiffant de ces objets; de-là, il fuit néceffairement que cette matiere arrive

à notre rétine, ainsi qu'aux divers foyers
sur lesquels elle se peint, en agissant
conformément aux diverses modifications qui lui sont données dans l'instant
de sa réflexion, & il n'est pas moins
certain, que ce n'est qu'au moyen de
ces modifications, telles qu'elles soient,
que nous appercevons exactement toutes les sortes de différences qui se trouvent dans la forme extérieure de ces
objets. Or, sans examiner si ces modifications ne sont au fond que des divers dégrés d'action dans les rayons diversement réfléchis des différentes parties de l'objet, & si cette seule différence d'action peut suffire pour nous
faire appercevoir exactement chaque objet, nous devons conclure que le même
ordre d'action ou de réflexion, par lequel les rayons de lumiere deviennent
capables de tracer en nous des images
bien distinctes & bien déterminées des
objets qu'ils nous font appercevoir, doit
faire aussi que le fluide éthérien ou électrique réfléchi de toutes les parties du
corps,

corps, en puisse tracer l'esquisse dans la liqueur séminale, au moment de son excrétion.

On doit juger aussi que l'effet du fluide éthérien déterminé pour la fécondation, doit être bien différent de l'effet que les rayons de lumiere font sur la rétine, étant très-probable que le fluide réfléchi dans l'acte de la génération est déterminé avec beaucoup plus de force, & concentré en beaucoup plus grande quantité que la matiere de la lumiere ne l'est dans les faisceaux de rayons qui tombent sur la rétine : d'ailleurs, la liqueur séminale dans laquelle le fluide éthérien va s'imprimer, est autrement disposée par sa nature, sa chaleur & sa fluidité à recevoir & conserver la force & l'étendue de l'impression de ce fluide, que ne l'est la rétine, qui n'est susceptible que de quelques ébranlements peu durables; & encore, a-t-on souvent lieu d'observer, que les impressions qui s'y font vivement, s'y conservent pendant un certain temps, quoiqu'elles ne soient plus renouvellées par la préfence de l'objet qui en a été la caufe.

Or, que le fluide électrique puiffe, fuivant la forte d'efquiffe qu'il reçoit dans les corps des peres & des meres, tracer des linéaments, & déterminer une organifation dans la liqueur féminale, nous en avons prefque la preuve dans la formation de ces toiles membraneufes, ou pour mieux dire, de cette efpece de tiffu cellulaire qui fe fait dans le lait chaud qu'on laiffe refroidir : où chercheroit-on la caufe de cette formation, fi ce n'eft dans les propriétés du fluide électrique ?

Comme l'efquiffe de toutes les parties du corps imprimée dans la liqueur féminale ne pourroit manquer de fe confondre & fe détruire promptement, fi cette liqueur demeuroit dans fon réfervoir, il a donc fallu que la fécondation & l'émiffion s'opéraffent au même inftant, & par conféquent, par l'effet du même méchanifme.

Il est aisé de concevoir par cette théorie, comment les traits du fluide éthérien les plus actifs & les plus relatifs entr'eux, parce qu'ils sont réfléchis par les parties du corps les plus actives & les plus intimement liées d'une mutuelle dépendance, doivent imprimer plus fortement dans la liqueur séminale l'esquisse des principaux organes de la vie, & celle de la connexion intime qui doit se former entre ces organes dans le même temps qu'ils commencent d'exister. On peut voir aussi comment le premier assemblage des especes séminales fécondées du mâle & de la femelle, doit former les principales loix d'antagonisme, qui constituent le principe d'action de tout ce qui a vie, déja ébauchées ou disposées par la fécondation; & comment le plus ou le moins de force des traits imprimés dans l'une des deux semences doit déterminer la production d'un mâle ou d'une femelle. On voit encore, comment toutes les ressemblances & les dissemblances

des enfans à leur pere ou mere, soit
dans la forme du corps, soit dans le
caractere, paroissent devoir dépendre
des traits du fluide éthérien plus ou
moins imprimés, selon le divers concours
effectif des peres & des meres, & sur-tout,
selon les dispositions particulieres où ils
peuvent se trouver au moment de la
copulation. On peut encore, au moyen de
cette théorie, se représenter aisément les
causes qui doivent faire, que de certains
climats & de certaines saisons soient plus
propres que d'autres à la génération &
à la végétation. Sur quoi il est à propos
de remarquer, que les influences des
climats sur le méchanisme de la généra-
ration agissent bien moins sur les mâ-
les que sur les femelles, dans lesquelles
il est aisé de comprendre que l'action
particuliere du fluide électrique doit
être plus long-temps soutenue, tant
pour le développement complet des
linéaments tracés dans la liqueur séminale, que pour unir la vie de la mere à
celle de l'embrion.

C'eſt probablement, parce que les mulets manquent d'une conſtitution d'organes aſſez ſimilaire, pour pouvoir dans l'acte de la génération réfléchir le fluide éthérien d'une maniere complette, ſimultanée, & bien relative en tous ſes traits, qu'ils ſont inhabiles à leur réproduction; & le phénomene de leur formation qui eſt due au concours des ſemences fournies par un mâle & une femelle d'eſpeces différentes, ne ſauroit faire une objection contre cette explication; parce que dans ce dernier cas, le mâle & la femelle ont tout ce qu'il faut pour fournir chacun de ſon côté une ſemence bien & dûment fécondée, & dont les empreintes ſe trouvent d'ailleurs ſuffiſamment analogues.

Enfin, on comprend mieux par cette théorie, que par les idées reçues ſur la génération, la raiſon des phénomenes remarquables qui précédent & qui accompagnent l'émiſſion de la liqueur ſéminale, étant très-probable que ces phénomenes ne ſont qu'une action pro-

pre à électrifer les organes excrétoires
de cette liqueur, au point de tourner
de leur côté, comme vers un centre,
la direction & l'activité du fluide éthérien, & à produire ainfi la révolution
générale & particuliere qui forme & détermine dans le même inftant l'imprégna-
tion & l'émiffion de la liqueur féminale.

Article III.

De la formation de l'Embrion.

La liqueur féminale du mâle parvenue à la matrice doit être confidérée,
fuivant ce que nous avons établi, comme chargée de l'efquiffe que les rayons
de matiere électrique réfléchis de toutes
les parties du corps, y ont deffiné au
moment de l'émiffion, elle reçoit encore dans la matrice des modifications
ultérieures, foit par l'addition d'une
nouvelle matiere féminale fécondée,
foit par des mouvements particuliers de
la matrice, qui probablement, eft mife
en ce moment-là dans une action convenable, pour déterminer les effets pro-

près à completter la formation de l'embrion, & à produire les communications qui doivent l'unir avec la vie de la mere.

On voit les enfans reſſembler à leur mere, preſqu'auſſi fréquemment qu'à leur pere, & on ne ſauroit expliquer cette reſſemblance à la mere par aucune cauſe capable de produire cet effet depuis la formation de l'embrion; d'où il ſuit néceſſairement, que la liqueur ſéminale de l'homme acquiert dans la matrice de nouveaux traits de la part de la femme, & que les reſſemblances des enfans au pere ou à la mere, doivent abſolument dépendre des divers dégrés de force des empreintes dont la matiere ſéminale ſe trouve chargée. Il s'agit à préſent de développer la formation de l'embrion, c'eſt-à-dire, la maniere dont la liqueur ſéminale qui doit en fournir les matériaux, s'organiſe ou acquiert les modifications néceſſaires pour former un corps ſymétrique, qui étant animé, devient propre à vivre & à s'étendre par lui-même.

Les différentes déterminations que le fluide éthérien ne peut manquer de prendre dans la liqueur séminale, par la force électrique des traits qui y sont imprimés, donnent probablement à ces traits leur premier relief & leur premier ordre d'activité. Il est certain, par ce que nous avons dit de la formation des empreintes dans la liqueur séminale, qu'il y a des endroits dans lesquels l'impression est plus forte ou plus marquée que dans d'autres; parce qu'il est à présumer que les organes du corps qui sont les plus actifs, & par conséquent les plus chargés de matiere électrique, sont aussi ceux qui envoyent à la liqueur séminale une plus grande quantité de rayons, lesquels par la supériorité de leur force, font de plus fortes impressions, que les rayons qui partent des autres organes.

Le cerveau, & la moële de l'épine constitués de la même maniere dans le mâle & dans la femelle, étant regardés comme les principales sources de l'action

du

du corps, on en doit conclure que les impreſſions faites dans la liqueur ſémina-le, par l'action ou par l'irradiation de ces deux organes, ſont celles qui ſont les mieux marquées. Cette conſéquence répond parfaitement bien aux obſerva-tions des Naturaliſtes, tels que Malpighi, Bellini, Valiſnieri. On ſait qu'ils ont remarqué que l'épine & la tête ſont les premieres parties dont on apperçoit le développement dans le jeune poulet; ces parties ſont donc les premieres à s'organiſer : ce qui montre aſſez clai-rement, que la matiere électrique trou-vant des traits plus forts, & par conſé-quent un foyer plus actif dans l'endroit de la liqueur ſéminale fécondée où l'é-pine & la tête doivent ſe former, s'y jette auſſi avec plus de force. C'eſt ainſi qu'elle s'y accumule & qu'elle y produit une ſorte de torrent électrique qui ne peut manquer de former d'abord dans une matiere muqueuſe & ductile, telle qu'eſt la matiere ſéminale, des eſpeces de *coalitions*, qui ſont probablement les

L

éléments des parties solides. Ces coalitions sont autant de points fixes d'où la
matiere électrique doit se réfléchir, à
proportion, que par l'action même de
cette matiere, il intervient des changements dans les foyers qui en diminuent
l'attraction; & il est bien prouvé par les
expériences faites jusqu'ici sur l'électricité, que ces changements doivent arriver.

Or, comme la liqueur séminale est
composée de parties très-disposées à
l'organisation, qui font naturellement
comme autant d'especes de foyers électri-
ques, & que d'ailleurs elle est frappée d'u-
ne plus grande électricité par les traits de
la fécondation, il en faut conclure, que
la matiere électrique, ainsi liée à la matiere séminale, doit entraîner en se ré-
fléchissant autant de filaments de cette
matiere, qu'il y a de rayons de matiere
électrique qui se réfléchissent complettement. C'est ainsi que dans cette masse
de matiere séminale, il se forme un
nombre infini de petits cylindres, filés

en quelque maniere par les divers faif-
ceaux de rayons réfléchis de matiere
éleɛtrique, qui, comme on le ſçait, ne
produit ſes phénomenes que par des
torrents qui embraſſent diverſement les
corps ſur leſquels elle agit. C'eſt - là
vraiſemblablement la raiſon qui fait que
les filets nerveux n'ont point de cavité;
d'ailleurs, tous ces filets doivent demeurer adoſſés, & comme réunis les uns
aux autres dans leur origine par l'effet
du torrent éleɛtrique, qui, ſuivant l'ordre de ſon aɛtion, commence par s'accumuler dans l'endroit où il a été produit, d'où il ſe réfléchit enſuite après
avoir formé le premier développement
des linéaments de quelque organe.

On voit donc que ces rayons de matiere éleɛtrique doivent être déterminés
dans leurs réflexions, ſelon la force des
divers traits de l'eſquiſſe imprimée dans
la liqueur ſéminale : les routes qu'ils ont
à ſuivre, en ſe réfléchiſſant, ſont donc
tracées dans cette eſquiſſe vers le foyer
qui eſt le plus conſidérable, après celui

duquel ils font réfléchis. Il eft d'ailleurs très - probable que la fupériorité d'attraction acquife à ce fecond foyer, à proportion de ce que le premier en a perdu, doit beaucoup aider cette détermination : c'eft ainfi, que par une fuite d'attractions & de répulfions, ces rayons font déterminés fucceffivement vers tous les foyers par les propres phénomenes de l'électricité, & c'eft par ce méchanifme que toutes les parties du corps doivent fe développer fucceffivement les unes par le fecours des autres, & former par - là en même temps le principe phyfique de leur vie & de leurs liaifons.

Il y a apparence que les traits qui conftituent le foyer où le cœur doit fe former, n'ont pas autant de force que les foyers de l'épine & de la tête, puifque la formation du cœur eft poftérieure de quelques jours au développement de ces deux parties. Il y a même ceci de remarquable au fujet du développement du cœur, & qui paroît contredire évi-

demment les loix de l'économie animale
qu'on fait dépendre du méchanisme de
la circulation, c'est qu'avant même qu'il
soit possible de découvrir les premiers
linéaments du cœur, on apperçoit déja
des vaisseaux sanguins à une distance
assez considérable de l'endroit où ce
viscere doit se former ; il paroît donc
que le cœur ne se développe qu'en même temps que se forment les autres organes qui doivent le maintenir dans sa
situation, & contribuer à son action :
l'épine, la tête & le cœur, en y comprenant les organes propres à son développement & à son action, qu'on a
observé être les trois premiers points
d'organisation, doivent être en effet,
selon notre conjecture, les premiers à
se développer ; puisqu'il est bien constant que les foyers d'attraction les plus
forts doivent attirer à eux une action
plus considérable. Il suit de-là, que
ces trois centres d'action développés à
un certain point, doivent, selon les loix
de l'électricité, renvoyer ensuite une

multitude de faisceaux de rayons élec-
triques, sans avoir néanmoins absolument perdu la propriété d'en attirer ;
il est au contraire très - probable, qu'à
mesure qu'il se développe plus de parties dans la liqueur fécondée, les divers
points organisés se mettent dans leur
juste raison d'électricité les uns envers
les autres : c'est ainsi que se forme le
fond nécessaire de forces intérieures,
pour déterminer le développement &
contrebalancer l'action des organes extérieurs qui doivent se former.

On a remarqué, en observant les progrès de la formation du poulet, que les
parois de la poitrine sont les premieres
parties extérieures qui se développent,
& que le jeu sensible de la vie ne commence qu'après leur formation. Il est
probable que c'est dans ce même ordre
que se font les progrès de la formation
de l'embrion, & que la cloison qui sépare la poitrine du bas ventre ne se forme que dans le temps du développement des parties extérieures.

C'est ici, où indépendamment des linéaments tracés par la fécondation, il
faut encore considérer de nouveau les
forces qui doivent résulter de la réunion des rayons qui se réfléchissent de
tous les points d'organisation déja formés. Il est à présumer que la réunion
de ces forces doit beaucoup contribuer
à la formation du diaphragme, de même qu'à l'espece d'organisation qui détermine la solidité des points fixes où
doivent se faire ses insertions ; c'est à
ces mêmes points fixes, ainsi qu'au corps
du diaphragme, que viennent s'attacher par des suites de l'action électrique, dont nous venons d'exposer le méchanisme, & par des liaisons organiques
qui commencent déja à avoir leur effet,
d'autres productions membraneuses, tant
internes qu'externes, qui en partie s'u-
nissent aussi très-intimement aux insertions du diaphragme. Il est aisé de concevoir, que non-seulement le diaphragme doit par cet ordre être un centre
auquel toutes les autres parties doivent

se rapporter ; mais encore, & c'est le fait le plus essentiel, être un centre de réaction pour toutes les autres parties. Il seroit impossible d'avoir autrement une idée physique d'un point d'appui qui soit placé en lieu propre, & à une distance convenable de toutes les parties du corps, pour établir le principe général qui constitue le jeu de l'économie animale depuis ses fonctions les plus importantes, jusqu'aux moindres de ses mouvements. On voit bien qu'à mesure que ce centre prend de l'accroissement, son action doit se porter avec plus de force vers tous les foyers qui font l'esquisse des téguments des muscles & des extrêmités ; on conçoit en même temps, qu'à proportion que ces foyers extérieurs commencent à se développer, ils font en total une puissante attraction, telle qu'il la faut pour le complement de la formation du corps. C'est après que ces divers points d'organisation ont acquis un certain dégré de développement & de consistance, qu'ils se trouvent, ainsi qué nous l'avons remarqué plus haut, en proportion d'électricité & de réſiſtance avec toutes les autres parties déja formées, & c'eſt alors que l'organiſation va de toutes parts plus efficacement à ſon point de perfection.

Il n'eſt pas difficile de comprendre, que quand même nous ne trouverions pas les éléments du tiſſu cellulaire dans l'eſquiſſe de la fécondation, nous le verrions ſe former tout naturellement par le réſidu de toute la matiere muqueuſe, que les rayons de matiere électrique n'ont point filé de maniere à y produire quelque organiſation particuliere ; & la théorie de ſa coalition ſe déduiroit bien ſimplement de tous les frottements que les premieres parties organiſées doivent ſe faire les unes aux autres. Il eſt plus que probable, que c'eſt-là la maniere dont ſe fait la formation du tiſſu cellulaire ébauché ſans doute, comme nous l'avons remarqué, dans les traits de la fécondation ; on ne doit par conſéquent le conſidérer que comme une eſpece de

terrein propre dans lequel toutes les
parties vraîment organiques paroiſſent,
pour ainſi dire, s'implanter, pour y être
nourries, enveloppées & ſoutenues convenablement. Ce tiſſu ſe nourrit enſuite
lui-même à proportion du réſidu de matiere muqueuſe, qui par de nouvelles
coalitions, eſt transformé en des eſpeces
de lames, que les frottements des parties
plus organiſées appliquent de nouveau
au corps déja formé du tiſſu cellulaire.

Or, comme chaque premier filament
doit être conſidéré comme un organe
particulier, voiſin d'autres organes de
même nature, il a donc dû ſe former
des parties élémentaires de tiſſu cellulaire entre ces premiers organes; & c'eſt
ainſi que ce tiſſu ſe trouve par-tout pé-
nétrant & embraſſant intimement toutes
les parties du corps : c'eſt par cette raiſon qu'on doit le regarder comme l'organe général de la nutrition, puiſqu'il
eſt le ſeul ſuſceptible par ſa nature de
recevoir l'application de ces lames mu-
queuſes, dans leſquelles ſe transforme à

tout âge le suc nourricier pour opérer une réparation réelle.

On peut juger par-là, que la matiere du tissu cellulaire chassée de par - tout par le même méchanisme qui en retient la quantité nécessaire , pour lier & embrasser les organes jusqu'aux moindres de leurs fibres, doit former , tant à la circonférence du corps, qu'aux parois de ses cavités, une espece d'écume muqueuse qui doit beaucoup contribuer à la formation du corps des téguments , & de la plûpart des membranes internes. Le méchanisme de cette formation n'exclud pas l'organisation particuliere du tissu cellulaire qui doit résulter , & de l'esquisse de la fécondation, & des déterminations que la matiere électrique attirée & repoussée successivement, ne peut manquer de prendre dans les éléments de ce tissu : c'est-là probablement la maniere dont se forment tous les conduits que les téguments contiennent. On doit présumer qu'il y a beaucoup de ces conduits qui, par leur structure particu-

lière & par leur usage, sont très-com-
parables à ceux qu'on a observés dans
l'écorce des arbres ; avec cette différence néanmoins, que les trachées obser-
vées dans l'écorce des végétaux sont ac-
cessibles à l'air, & qu'au contraire, les
trachées qui probablement sont dans
les téguments des animaux, ne paroiffent pouvoir donner passage qu'à la
matiere électrique, excepté celles de
quelques insectes qui ne respirent que
par ces trachées. Or, comme on est
parfaitement instruit des propriétés de
l'écorce dans les végétaux, nous croyons
pouvoir avancer que cette seule analogie nous mettroit en droit de conclure
que les téguments des animaux ont avec
les parties internes des rapports plus essentiels, qu'on n'a paru le penser jufqu'à présent ; mais les observations qu'il
est aisé de faire sur les usages de ces
téguments, comme relatifs aux parties
intérieures, sont si concluantes, qu'on
pourroit presque se passer de recourir à
l'analogie que fournit l'écorce des végétaux.

L'importance & l'univerſalité de ces uſages nous ont fait regarder la totalité des téguments & des parties aponévrotiques & muſculeuſes externes, comme un organe général qui maintient l'action de toutes les parties intérieures, en la contrebalançant perpétuellement : condition, ſans laquelle l'action de ces parties ne ſauroit ſe ſoutenir un ſeul inſtant. Nous donnons aux téguments ainſi conſidérés, le nom d'*organe extérieur*, pour mieux déſigner par-là l'étendue & l'importance de leurs fonctions; nous donnerons en ſon lieu des preuves plus ſenſibles de l'exiſtence & des propriétés de cet organe.

On voit par ce que nous venons d'établir, que la matiere électrique accumulée dans la matrice pendant la copulation, doit probablement recevoir des déterminations particulieres par l'action propre de cet organe, & que ces déterminations doivent s'accorder avec celles qui lui viennent des divers foyers qui conſtituent l'eſquiſſe impri-

mée dans la liqueur séminale du mâle
& de la femelle. On voit aussi comment
le fluide électrique doit étendre successivement cette esquisse, selon les diverses attractions & répulsions des foyers,
& selon le concours de l'action de la
matrice.

Mais il arrive un temps où la matrice
& les parties du fœtus n'étant plus susceptibles d'extension, l'action de la matiere électrique qui s'accroît à proportion de la crue de l'enfant, ne peut
que causer une sorte d'état spasmodique
à l'enfant & à la matrice. Cette espece
d'état violent de l'enfant & de la matrice paroît être la premiere cause des
révolutions qui doivent produire l'accouchement; chacun y contribue de son
côté, ils se disposent, pour ainsi dire,
à une séparation qui doit les soulager
l'un & l'autre; de-là les mouvements
extraordinaires du fœtus & les douleurs
de la mere : le temps de l'accouchement dans les divers animaux arrive
plûtôt ou plus tard, selon que le fœtus

& la matrice font plus ou moins dif-
posés à acquérir le complement d'irritation qui occasionne les révolutions re-
-quises pour l'accouchement.

CHAPITRE III.

De la Respiration.

NOus discuterons ici plus particuliérement qu'on ne l'a fait jusqu'à
présent, le méchanisme des premiers
changements que l'action de l'air produit dans l'enfant nouveau - né, & cet
examen nous conduira au moyen de
constater clairement les causes qui déterminent en général, qui même constituent en partie les effets du ressort de
toutes les parties organiques du corps
vivant, & qui paroissent déterminer &
maintenir plus directement, plus efficacement le ressort des visceres. De-là,
il nous sera aisé de considérer les effets
particuliers du jeu de la respiration, &

de faire voir comment le méchanisme
de ces effets, dont on paroît avoir
mieux senti l'importance que l'étendue
& l'enchaînement, est une des principales causes déterminantes du jeu de la
vie, ainsi que de toutes ses fonctions.

ARTICLE I.

Des premiers changements que l'action de
l'air produit dans l'enfant nouveau-né.

L'enfant contenu dans la matrice ne
peut y être considéré que comme para-
site ; mais au moment qu'il vient de
naître, il se fait en lui des révolutions,
produites d'abord par l'action de l'air,
& ensuite par celle des nourritures, qui
constituent un nouveau genre de forces
propres à le faire exister par lui-même.
Cette existence se perfectionne, & acquiert enfin son complement au moyen
de toutes les causes qui doivent contribuer au jeu de la vie : ces causes, qui
par l'ordre de leurs effets pourroient
être divisées en premieres & en secon-
daires,

daires, ont été nommées par les Anciens, les choses non-naturelles, & nous les avons appellées les causes essentielles à la durée de la vie. Elles sont au nombre de six, savoir, l'air, les aliments, le mouvement & le repos, le sommeil & la veille, les sécrétions & les excrétions, & les affections de l'ame. Or pour suivre, autant qu'il est possible, l'enchaînement des effets de ces causes, selon leur ordre d'action dans le corps, voyons d'abord ce que l'air opere sur l'enfant, au moment de sa naissance.

Parmi les changements qui arrivent à l'enfant nouveau-né, ceux qui lui viennent par l'action de l'air, sont les premiers & les plus considérables, & ceux par conséquent qui méritent notre premiere attention. Cet examen n'exige pas que nous nous étendions sur la nature & les propriétés de l'air, d'autant plus qu'elles sont assez connues, par rapport à notre objet, par les découvertes des Physiciens modernes; mais

pour pouvoir mieux juger de son action sur le corps humain, nous pren-
drons pour exemple un de ces enfants, qui ne respirent que quelques minutes après qu'ils sont nés, & qui dans
cet intervalle ne donnent aucun signe
de vie. Cette inaction est ordinairement
causée par un état de maladie ou de
débilité; & on y remédie, en les exci-
tant & en les échauffant par des moyens
appropriés : on observe que l'enfant devenu par-là susceptible des effets de
l'air, entre dans une sorte de convulsion générale qui semble le soulever
comme en sursaut; c'est dans ce moment que commence le jeu de la respiration. Cette convulsion qui est visible-
ment l'effet de la forte contraction du
diaphragme, est une preuve bien sensible qu'il est la principale cause déterminante de l'action de toutes les parties
du corps; ce muscle n'avoit, pendant
que l'enfant étoit dans le ventre de la
mere, que son mouvement tonique propre, ou tout au plus, il n'étoit suf-

ceptible que de quelques trémousse-
ments irréguliers, causés par ce qui pouvoit gêner à un certain point le corps
de l'enfant. Mais en conséquence des
irritations que l'air produit d'abord sur
tout le corps de l'enfant nouveau-né,
& principalement dans l'intérieur des
narines, cet organe se contracte vivement, & met tout le corps dans une
espece de mouvement convulsif. Quant
aux voies par lesquelles les impressions
de l'air faites sur la membrane pituitaire se communiquent si promptement
au diaphragme, on connoît trop le rapport qu'il y a entre ces deux parties par
des liaisons de nerfs, & par des conti-
nuités membraneuses, pour qu'il soit
nécessaire d'entrer en quelque explication là-dessus.

On sait que le diaphragme qui est
naturellement vouté & soulevé dans le
fœtus, au point d'occuper presque toute la cavité de la poitrine, ne sauroit
se contracter sans qu'il se forme au même instant dans les poumons, qui sont

mis en jeu par les caufes qui déterminent cette contraction, un vuide dans
lequel l'air fe précipite par fon poids &
par fon élafticité : cette chûte de l'air
eft, comme on le voit, une fuite néceffaire de tout ce qui réfulte de l'action du diaphragme.

Telle eft la caufe de la premiere infpiration, qui eft l'état dans lequel l'air
occupe dans la poitrine à peu près autant d'efpace, que le diaphragme en a
abandonné par fa contraction ; mais les
forces qui produifent cette infpiration
ne fauroient fe foutenir que pendant un
certain temps. En effet, l'air contenu
dans la cavité du poumon, qui eft un
endroit bien plus chaud que l'atmof-
phere, ne peut que perdre de fa force,
& il devient par conféquent incapable
de faire le même effort fur le poumon ;
d'ailleurs, le diaphragme, & les caufes
qui concourent à fon action, ne font
point en état de balancer long-temps
la réfiftance de toutes les caufes qui
s'oppofent à l'état d'infpiration. Il faut

donc que le diaphragme se relâche,
ainsi que les muscles de la poitrine,
qui sont mis en jeu par sa contraction;
c'est par ce méchanisme que la cavité
de la poitrine diminue, & que se fait
l'expiration : une autre inspiration suc-
cede incessamment, à cause de l'irritation que l'air ne cesse de faire dans les
narines & sur la peau, & à cause de
la dilatation que le sang produit dans les
vaisseaux des poumons, à proportion
qu'il s'y accumule; ce qui, joint à la
détermination d'action produite par la
premiere inspiration, doit mettre de
nouveau le diaphragme dans le même
état où il a été mis par la premiere
impression de l'air. C'est ainsi que s'é-
tablit le méchanisme & l'ordre de la
respiration, qui est sans doute une des
plus importantes fonctions de l'économie animale, & sans laquelle aucune
des autres ne sauroit s'exécuter. Il s'a-
git à présent d'examiner la suite de
tous ses effets dans l'enfant nouveau-
né, afin de mieux développer toute

l'importance de l'action du diaphragme dans le jeu de l'économie animale.

Toute la masse des entrailles, qui
presque dénuée de mouvement pendant
le séjour de l'enfant dans la matrice,
avoit été extrêmement portée vers la
cavité de la poitrine, tant par le défaut
de réaction de la part du diaphragme,
que par le pli du corps de l'enfant, acquiert tout-d'un-coup, par le premier
effort de l'inspiration, un ressort qu'elle
n'avoit pas, & par-là une nouvelle vie.
Cette masse est en même temps portée
brusquement vers les parties inférieures,
& rassemblée dans le ventre en un beaucoup moindre espace que celui qu'elle
occupoit auparavant : elle est secouée
& agitée par l'irritation qui vient de se
faire, & cette irritation est soutenue ensuite par le mouvement successif du
diaphragme & des muscles du bas ventre, & par le poids du méconium, qui,
en conséquence de cette nouvelle sensibilité des entrailles, est devenu pour

elles une caufe d'irritation. Il fuit de-là,
que chaque vifcere du bas ventre en
particulier, fait, ainfi que toute la maffe
inteftinale, des efforts plus ou moins
violents, pour s'oppofer à l'action du
diaphragme. Ces efforts réunis réfiftent
d'une maniere graduée au mouvement
de l'infpiration, ils le moderent & le
reglent en quelque maniere, & ils oc-
cafionnent enfin, par la fupériorité d'action qu'ils acquierent, ainfi que nous
venons de l'expofer, le relâchement du
diaphragme, l'abbaiffement de la poitrine, & par-là l'expiration. Voilà donc
tous les vifceres du bas ventre, & ceux
de la poitrine, mis en jeu par l'action
du diaphragme, pour produire les mouvements néceffaires à la refpiration.

ARTICLE II.

Des effets particuliers du jeu de la refpiration.

L'action établie dans toutes les parties du corps de l'enfant nouveau-né,
par le premier effet du jeu de la refpi-

ration, détermine des fécrétions dans
tous les couloirs qui en font capables,
fur-tout dans les glandes de la bouche
& des inteftins, qui font les plus expofées aux mouvements de la refpiration.
Or, l'humeur falivaire, dès qu'elle abonde à un certain point dans la cavité de
la bouche, doit exciter la déglutition,
& la déglutition ne fauroit fe faire, fans
qu'il paffe en même temps dans l'œfo-
phage une certaine quantité d'air : cet
air eft enfuite porté dans les inteftins
qui n'en reçoivent pourtant qu'à proportion du reffort qu'ils ont acquis ; &
il eft à préfumer que l'excrétion du méconium ne peut fe faire que lorfque le
canal inteftinal a été pourvu d'une certaine quantité d'air, & par-là d'un appui fuffifant, pour favorifer la contraction des fibres des inteftins, & fur-tout
la réaction par laquelle la maffe inteftinale contribue effentiellement au méchanifme de la refpiration.

Il eft à propos de remarquer, par
rapport au méchanifme particulier de
cette

cette réaction, que le colon paroît si-
tué & formé de maniere à pouvoir,
non-seulement servir de réservoir, mais
encore de principale base, pour soutenir & régler le mouvement propre de
la masse intestinale : il sert en même
temps à fortifier le point d'appui général formé par cette masse, & à conte-
nir le foie, la rate & l'estomach qui
pourroient tirailler trop vivement le
diaphragme ; les deux premiers, par
leur poids, & à cause du peu d'action
qu'ils ont par eux-mêmes, & l'estomach, parce qu'il est sujet à abandonner, lorsqu'il est vuide, un espace que
le colon qui s'affaisse plus tard, remplit alors fort à propos, au moyen de
son ressort, & de l'air qu'il contient.
Cet air est chassé du colon, & s'étend
beaucoup plus dans tout le reste des
intestins, lorsque le volume, ou le res-
fort de l'estomach est augmenté, soit
par la présence des nourritures, soit par
l'action de quelque stimulant; le colon
est alors contraint de céder à l'esto-

mach une partie de sa place ; ce qui au fond n'apporte qu'un léger changement dans l'effet que la réaction de la masse intestinale doit produire sur le diaphragme.

L'excrétion du méconium se fait bientôt après la naissance, plûtot ou plus tard, selon les forces de l'enfant, ou pour mieux dire, selon le dégré du ressort des intestins. Ce méconium s'étoit ramassé peu à peu pendant que l'enfant a été dans la matrice ; & on pourroit juger qu'il a pu contribuer comme point d'appui à la formation des fibres intestinales, à peu près, comme on peut présumer que les arteres se moulent sur les colomnes du sang ; mais dès que la masse intestinale est forcée de céder à l'action du diaphragme, & que les intestins ont acquis une sensibilité & une force qu'ils n'avoient pas jusqu'à ce moment, le méconium ne peut que s'évacuer, ainsi que nous l'avons dit ; l'air prend sa place, & y agit encore d'autant plus efficacement, qu'il se renouvelle par le moyen des nourritures qui remplacent le poids du méconium. Les effets de l'irritation produite par le poids du méconium nous serviront à développer, en traitant de la digestion, un des principaux effets de la masse alimentaire : nous tirerons aussi du méchanisme de son excrétion, des éclaircissements sur celui de l'excrétion du marc des nourritures, qu'il importe à plusieurs égards de connoître particuliérement.

Il s'agit à présent d'examiner & de constater les rapports de l'action du diaphragme, avec celle du genre nerveux. Il y a quelquefois des enfants qui, ainsi que nous l'avons remarqué, naissent assez mal disposés, pour ne pas d'abord se ressentir des impressions de l'air, au point que leur activité en soit suffisamment excitée, & qui, par cette raison, demeurent pendant quelques minutes dans une sorte d'état d'inertie, qui empéche que le jeu de la respiration ne puisse s'établir. On les tire de cet état par des moyens propres à exciter leur activité : cette observation montre clairement que l'action du diaphragme est la premiere cause qui détermine le jeu nécessaire aux fonctions de l'économie animale.

Les nerfs des visceres du bas ventre fournis par les grands plexus étendus le long de l'épine, font ceux qui font plus immédiatement agités par l'action de cet organe, & cet ébranlement doit d'abord parvenir à leur origine. Or ces plexus étant unis avec tout le fystême nerveux par leur liaifon avec les grands fympatiques; d'ailleurs, les plexus de la poitrine formés en partie par les mêmes nerfs fympatiques, & par ceux de la huitieme paire, étant irrités en même temps par le gonflement des poumons; il s'enfuit nécessairement que tous les nerfs du corps doivent, jufqu'à leur principe, participer au mouvement du diaphragme.

La compreffion de l'air, & les effets du fluide éthérien doivent produire une

action considérable dans tout l'organe
extérieur : il est certain que cette action sert d'abord à empêcher que le
corps ne périsse par une prompte dilatation, & qu'ainsi elle forme une réaction propre à contrebalancer efficacement les forces intérieures.

Les effets de la respiration ne se bornent pas, comme on le voit, par le
détail que nous venons d'en faire, à des
changements dans les routes de la circulation ; les principaux sont ceux qui
donnent, pour ainsi dire, une vie particuliere à l'enfant, qui animent ses
nerfs, qui dégourdissent ses visceres, &
qui font qu'il peut vivre désormais, indépendamment du secours de la mere.
Tous ces changements s'operent d'a-
bord, & sont ensuite entretenus par l'action du diaphragme sur toute la masse
intestinale, par la réaction de cette masse
sur le diaphragme, & par l'action & la
réaction qui se fait constamment entre
l'organe extérieur & toutes les parties
internes.

L iij

Au reste, nous ne devons pas paſſer ſous ſilence l'impreſſion qu'on a lieu de croire que l'air fait ſur la maſſe du ſang, en entrant dans la poitrine; mais nous ne parlerons pas de toutes les diſputes qui ont partagé les Phiſiologiſtes à cet égard; nous nous contenterons de dire qu'il eſt très-probable que l'air fournit quelque choſe au ſang. Il paroît ſe décompoſer en quelque maniere dans la poitrine, puiſqu'il y perd ſon élaſticité, qui ne lui venoit ſans doute que de ſon union avec le feu ou le fluide éthérien. Ce fluide, quel qu'il ſoit, quitte donc l'air, & ſe mêle avec le ſang qui doit en être vivifié & rendu plus propre à tous ſes uſages; on peut donc croire que l'activité du ſang ſe renouvelle dans le poumon : ce qui prouve manifeſtement l'étendue des uſages de la reſpiration, puiſqu'elle entretient l'activité de toute la machine, celle des liqueurs, comme celle des parties ſolides.

CHAPITRE IV.

De la Digestion.

SI on examine avec attention l'état où le corps se trouve dans le besoin de nourriture ; si on compare cet état avec les changements considérables produits si promptement par la présence des aliments dans l'estomach, & si on cherche ensuite à connoître le méchanisme des phénomenes propres à ces deux états, on est bientôt convaincu de l'impossibilité de découvrir ce méchanisme par le moyen de la théorie reçue. Elle peut encore moins servir à déterminer l'usage convenable des nourritures, & les moyens de réparer les inconvénients qui résultent de cet usage mal réglé. En effet, qu'est-ce que l'idée d'une prétendue exaltation des sels du suc gastrique qui irritent les membranes de l'estomach ? Peut-on se flatter d'en déduire clairement tous les phénomenes qu'on observe dans les divers états du corps affoibli par la faim, ou réparé par la nourriture ?

Il s'agit donc d'exposer clairement les changements produits dans le corps par l'état de faim, & par le méchanisme de la digestion. Nous établirons ensuite quelques regles principales sur l'usage convenable des nourritures, & nous nous attacherons particuliérement à donner une idée du méchanisme des principaux inconvénients qui résultent de cet usage mal réglé, ainsi qu'à faire connoître en quoi consistent les changements produits par un régime propre à prévenir ou à détruire ces inconvénients : nous finirons ce Chapitre par l'examen des effets funestes des aliments solides dans le cours des grandes suppurations.

Mais avant que d'entrer dans l'exposition du méchanisme de tous ces effets, il est à propos de rappeller ici les fondements sur lesquels on ne peut douter, d'après une exacte observation, que ce méchanisme ne soit solidement établi. Cette observation est d'autant plus aisée à constater, qu'on n'est que trop souvent à portée de s'en assûrer par sa propre expérience ; puisque les personnes qui ont le corps le mieux constitué, & la vie la mieux réglée, ne manquent guere d'éprouver des altérations presque habituelles dans leur santé ; à plus forte raison, ces altérations se trouvent-elles dans les personnes qui sont d'une mauvaise constitution, ou qui ont une vie mal réglée.

Or, pour peu qu'on observe avec attention les commencements & les suites de ces sortes d'incommodités, ou d'autres accidents plus graves, on éprouve si sensiblement que la principale cause de ces altérations dépend des changements qui arrivent dans l'ordre d'action & de réaction entre le diaphragme & la masse intestinale, & de-là, sans doute, dans l'ordre de l'action des nerfs; on apperçoit si évidemment, que presque tous les désordres de l'économie animale, en quelque partie du corps qu'ils se trouvent, cessent ou diminuent, selon que cet ordre d'action est plus ou moins rétabli, qu'il ne peut rester aucun doute à l'observateur sur toutes les conséquences qu'il y a à tirer bien simplement de ce genre d'observation.

ARTICLE I.

Examen de l'état de l'estomach dans le besoin de nourriture.

La masse intestinale étant devenue, comme nous l'avons dit ci-dessus, plus sensible par le jeu de la respiration, ne pouvoit qu'être irritée par la présence du méconium; il y entretenoit, au moyen de cette sensibilité, le ressort nécessaire pour contrebalancer les efforts du diaphragme. Cette cause d'irritation ne subsiste plus, lorsque le méconium est évacué; l'estomach & les intestins doivent donc s'affaisser à proportion que leur ressort diminue par le défaut des causes propres à l'entretenir; le foie & la rate manquant par-là d'un

appui fuffifant, tiraillent le diaphragme,
& l'empêchent de fe relâcher librement,
& l'action des mufcles du bas ventre ne
peut en même temps que devenir fupérieure à la réaction de la maffe inteftinale. Il y a même apparence que cette
fupériorité d'action de la part des mufcles du bas ventre, doit, en comprimant la maffe inteftinale, fufpendre les
inconvénients prompts que l'affaiffement
de cette maffe produiroit fans ce fecours. Néanmoins l'effet de cette compreffion n'eft pas tel qu'il puiffe fuppléer à la diminution du reffort des
vifceres du bas ventre, & empêcher les
tiraillements irréguliers qui réfultent néceffairement de la diminution & de l'i-
négalité d'appui pour les nerfs en général, & pour le diaphragme, & pour les
mufcles du bas ventre en particulier.
C'eft ainfi qu'eft produit l'état de douleur, d'importunité, & enfuite de foi-
bleffe de tout le corps qui accompagne
l'affaiffement des vifceres du bas ventre :
c'eft dans cette diminution & cette iné-

galité d'appui que consiste probablement
le véritable méchanisme de tous les
phénomenes de la faim, qui, ainsi qu'on
le peut observer aisément, se font principalement sentir au centre de la région
épigastrique.

Article II.

Examen des premiers effets des aliments dans l'estomach.

Il suit de cet exposé, que le premier
effet que les aliments produisent dans
l'estomach, est de renouveller par leur
poids & par l'irritation qui en doit nécessairement résulter, le ressort qui lui
manque, & de rétablir par-là le dégré
d'action nécessaire à tous les visceres
du bas ventre, pour que leur résistance
soit proportionnée à tous les efforts qui
les compriment. Cet équilibre qui se
manifeste assez par le sentiment de force
& de bien-être qui l'accompagne, est
la juste mesure de la réparation dont le
corps avoit besoin, & par conséquent,

la vraie regle, sans qu'on puisse guere s'y méprendre, de la quantité nécessaire d'aliments; non qu'à ce point-là il ne reste encore une possibilité de continuer de manger avec quelque plaisir, & on prend assez communément cette possibilité pour une continuation de besoin, sur-tout lorsqu'on est fort livré au plaisir de la bonne chere : il arrive alors, que par l'habitude de trop satisfaire ce goût, les organes de la digestion se plient tellement, suivant le méchanisme que nous allons exposer, à l'usage excessif des nourritures, qu'il semble d'abord que la réparation qui en doit résulter n'est à son juste point que par l'excessive quantité d'aliments qu'on a accoutumé l'estomach à recevoir.

Les effets produits par la présence des aliments dans l'estomach peuvent être suppléés, au moins pour quelque temps, par l'irritation de diverses sortes de stimulants, tels que le vin & les liqueurs fortes; mais il y a une grande différence entre les effets de cette irri-

tation, & ceux qui font produits par
les aliments ordinaires, & cette différence fe préfente fi fort d'elle-même,
que nous ne chercherons point à la
rendre plus fenfible.

Article III.

Des principaux phénomenes qui précédent le travail de la digeftion.

L'eftomach, à proportion qu'il fe
remplit d'aliments, devient un nouveau
centre d'action vers lequel les ofcillations nerveufes font principalement déterminées par l'irritation qui réfulte du
poids de ces aliments; c'eft par cette
collection de forces qu'il devient plus
actif, plus vigoureux. D'ailleurs, fes
fibres étant en quelque maniere appuyées
fur la maffe alimentaire, acquierent par-
là une nouvelle facilité à leurs divers
mouvements. Il eft évident que l'eftomach ne fauroit acquérir ce furplus d'action, fans qu'en même temps les liqueurs y foient attirées en plus grande

quantité, & que par conséquent il se fasse dans ses glandes une augmentation proportionnée de sécrétion & d'excrétion. C'est ainsi que cette masse alimentaire est pétrie mollement dans l'estomach, & mêlée convenablement avec les sucs gastriques; & c'est de-là qu'on peut aisément voir le méchanisme des premiers effets des aliments sur l'estomach, tant pour le genre d'action qui opere la prompte réparation de forces qu'on a accoutumé d'éprouver au même instant que l'estomach reçoit de la nourriture, que pour la maniere dont s'établit l'ouvrage de la digestion.

En effet, il arrive presque toujours, qu'à mesure qu'on avale des aliments, on sent l'abbattement disparoître, les forces se rétablir, la respiration se faire avec plus d'aisance; & on éprouve vers la région de l'estomach une sorte de sensation agréable qui se répand dans tout le corps : or cette sensation ne peut être que l'effet du renouvellement d'appui & d'action que toutes les par-

ties reçoivent, à proportion que le res-
fort de l'eſtomach ſe rétablit. Il eſt à
préſumer que le jeu de la déglutition
entre pour beaucoup dans le méchaniſme de la concentration des forces
attirées dans l'eſtomach ; on trompe la
faim comme la ſoif, en promenant
long-temps un corps dur dans la bouche, tel qu'une bale de plomb, ou un
moreeau de criſtal ; ce qui, comme on
le ſait, détermine une excrétion plus
abondante de ſalive, qu'en pareil cas
on a ſoin d'avaler. On ſait encore, que
la premiere cauſe de la ſoif eſt moins
la ſéchereſſe de la gorge, que l'eſpece
d'état convulſif de l'oeſophage qui produit cette ſéchereſſe ; d'où il réſulte que
la diminution de ſoif qu'on éprouve par
ces ſortes de moyens, vient moins de
ce que la gorge eſt humeĉtée par la
ſalive qu'on avale, que de l'action qui
ſe rétablit dans cette partie par le mouvement de la déglutition, & qui doit
néceſſairement y produire plus d'excrétion

tion du liquide qui s'y sépare ordinairement.

Nous ne pensons pas qu'il soit nécessaire d'entrer dans une plus grande discussion sur ce phénomene, pour établir que la diminution de faim ou de soif qu'on éprouve en ce cas-là, est moins l'effet immédiat du volume ou de l'humidité de la salive, que de l'action déterminée par le jeu de la déglutition. On fera voir, * en traitant des causes particulieres des maladies, sur-tout de celle que les Praticiens même dénomment par le mot vulgaire d'*aigreurs* ou *de fer chaud*, qui est souvent d'une opiniâtreté singuliere, que les vices de l'action de l'oesophage sont la cause principale de plusieurs maladies, qu'il ne paroît pas qu'on ait pensé jusqu'ici à lui attribuer.

Ces réflexions sur l'action de l'oesophage, peuvent servir à faire voir plus clairement comment l'action du corps vient se concentrer de toutes parts dans

* Troisieme Edition du *Specimen*.

M

l'eſtomach, comment cette réunion de
forces doit nous faire conſidérer toutes les parties organiques du corps,
comme autant de cauſes particulieres
d'action pour ce viſcere, & de quelle
maniere cette action devient plus conſidérable, à proportion que la préſence
des aliments le met plus en état de
l'attirer & de l'employer. C'eſt par-là
qu'il eſt aiſé de comprendre comment
l'irritation qui réſulte de l'excès réel
ou relatif des aliments, doit enfin faire
de l'eſtomach lui-même, ou de quelque
partie de la maſſe inteſtinale, une ſorte
de vicieux arc-boutant, dont la réaction ſe tourne en général contre toutes les parties du corps, & particuliérement contre celles qui correſpondent
plus directement aux endroits de l'eſtomach ou de la maſſe inteſtinale les plus
affectés : il réſulte de-là une théorie
bien ſimple, pour la maniere dont il
faut conſidérer tous les mauvais effets
qui peuvent être produits par les divers
vices des digeſtions.

Mais on ne manquera pas de dire que le prompt rétablissement de forces qu'on éprouve, à mesure que les aliments sont portés dans l'estomach, doit être principalement attribué au passage du chyle dans le sang. Nous répondons d'abord qu'on ne sauroit supposer qu'il y ait en ce moment-là du chyle déja formé ; & ensuite, que le peu d'absorbtion de sérosité laiteuse qui peut se faire alors par des conduits insensibles de la bouche, de l'œsophage & de l'estomach, au moyen d'un plus fort dégré d'action & de chaleur de ces parties, ne sauroit passer pour une cause suffisante de tous les changements qu'on éprouve dans les premiers moments de la présence des aliments dans l'estomach.

On dira peut-être encore, que l'explication que nous proposons ne sauroit avoir lieu dans l'enfant nouveauné, puisque le lait est une liqueur si peu irritante, qu'elle est incapable de produire aucun des effets qu'on peut attribuer aux aliments ordinaires. Nous répondons qu'il est prouvé par plusieurs expériences, que le lait se coagule légerement, dès qu'il est dans l'estomach, plus même dans celui des jeunes animaux, que dans celui des animaux d'un certain âge. Le lait forme donc dans l'estomach une masse, dont le poids se trouve en proportion avec la délicatesse des entrailles d'un enfant nouveauné ; ce qui fait que l'action du lait sur l'estomach des enfants, est comparable à celle des aliments solides sur l'estomach des adultes.

La masse alimentaire doit donc être d'abord regardée comme une espece de lest ou de contrepoids qui sert à remonter, pour ainsi dire, toute la machine, en renouvellant le ressort de l'estomach ; d'où l'on voit facilement à quel point il est nécessaire qu'il y ait une proportion à peu près exacte entre le poids des aliments, & le besoin de réparation dans le ressort de la masse intestinale.

ARTICLE IV.

Du méchanisme de la Digestion.

Il s'agit d'examiner maintenant comment l'eſtomach fait l'emploi des nouvelles forces qu'il a reçues par la préſence des aliments ; comment il opere leur diſſolution, & par quel méchaniſme il ſe défait enfin d'un poids d'abord utile, mais dont l'effet trop long-temps continué ne pourroit manquer de devenir nuiſible par l'exceſſive tenſion qui en réſulteroit néceſſairement.

La concentration de forces qui vient ſe faire de toutes parts dans l'eſtomach, par le poids & l'irritation des aliments, n'eſt qu'une préparation à l'ouvrage de la digeſtion. Lorſque l'eſtomach a reçu une action proportionnée au dégré de reſſort qui lui manquoit, & par conſéquent, à la ſurabondance d'action que toutes les parties extérieures du corps avoient reçue par tous les réſultats de la digeſtion précédente, il doit ſe trouver

en ce moment dans une espece d'inertie tonique, assez comparable à l'état
où il se trouve au commencement d'un
paroxisme de fiévre. En effet, si on
observe attentivement les divers temps
de la digestion dans des personnes qui
ne soient pas mal disposées, qui n'ayent
point pris des nourritures trop irritan-
tes, ou qui n'ayent pas fait d'excès en
vin ou en liqueurs spiritueuses, & qui
ne soient pas vivement occupées de
quelque objet, on verra la plûpart de
ces personnes éprouver d'abord par le
complement de cette concentration des
petits frissonnements passagers dans tout
le corps, sur-tout aux extrêmités; leur
poulx se serrer & se déprimer, & leurs
forces s'abbattre, à proportion que l'action général du corps se trouve ainsi
suspendue; quelque temps après, le
poulx devient plus plein, ils ont de la
pente au sommeil, la respiration devient plus fréquente, & la chaleur se
répand dans tout le corps. Ces phénomenes qu'il est impossible de déduire

du prétendu embarras que de nouvelles humeurs doivent apporter dans les
voies du fang, s'expliquent très-claire-
ment par l'augmentation de reffort &
de chaleur que la maffe alimentaire a
dû produire dans l'eftomach.

Or, comme on voit le friffon qui
fait le commencement de prefque tous
les paroxifmes des maladies, durer un
temps proportionné au dégré de la concentration vicieufe de forces qui le produit, & qu'on voit enfuite cet état de
friffon fe convertir en un état de chaleur plus ou moins confidérable, felon
le dégré de concentration, & felon que
l'action des organes dans lefquels ces
forces concentrées doivent fe répandre,
fe trouve plus ou moins interceptée; de
même, la préfence de la maffe alimentaire doit faire dans l'eftomach un point
de réunion où les ofcillations viennent
fe concentrer, & où, lorfqu'elles y
font accumulées à un certain dégré,
elles forment un point fixe, d'où il faut
néceffairement qu'elles fe réfléchiffent

après un certain temps, en se répandant dans toutes les parties du corps, à proportion de ce que chacune d'elles en a fourni; & c'est par ce méchanisme que l'ouvrage de la digestion répond à plusieurs égards aux phénomenes d'un accès de fiévre.

L'estomach fortifié de tout le surplus d'action que la présence des aliments y a attiré, s'applique plus intimement sur la masse de ces aliments; il s'y roule, pour ainsi dire, par des mouvements qui lui sont propres, en se contournant de maniere, que sa face antérieure devient supérieure, & par-là il se roidit encore davantage contre le poids qui l'irrite. D'ailleurs, il reçoit des secours qui ne peuvent être que très-efficaces de la part des parties qui le soutiennent & qui l'entourent : savoir, de la rate, du colon, du foie, & du diaphragme entre lesquels il est contenu comme dans une espece de pressoir, & comprimé successivement selon le dégré de l'action déterminée vers

ces

ces parties. On sait que la rate & le foie sont situés de maniere, que l'estomach ne peut que tendre à les écarter, à proportion qu'il se remplit ; ainsi, à mesure qu'il se dégage d'une partie de son poids, par le progrès de la digestion, le foie & la rate qui avoient été d'abord écartés, doivent se rapprocher en le comprimant modérément : le colon de son côté lui fournit encore un nouvel appui ; libre dans le milieu de son arc, qui est placé immédiatement sous l'estomach, il se dilate avec facilité par les causes propres à cet effet, qui dépendent en partie du progrès de la digestion ; & ses attaches vers les deux reins semblent faire comme deux points fixes, à l'aide desquels la grande courbure qui doit acquérir plus de ressort, à mesure que les oscillations se trouvent moins retenues dans l'estomach, fait des efforts efficaces, pour en faire sortir les aliments, selon qu'ils y sont disposés par l'élaboration qu'ils ont reçue. Il n'est pas nécessaire de faire remarquer que l'action que le foie acquiert par le méchanisme du progrès de la digestion, doit déterminer une plus abondante sécrétion & excrétion de bile, ainsi qu'il le faut, pour la perfection du chyle dans les premiers intestins.

ARTICLE V.

Examen particulier des forces accessoires à l'action propre de l'estomach dans le travail de la digestion.

On connoît l'action que l'estomach reçoit par les mouvements ordinaires du diaphragme ; mais cette action doit être plus considérable, à proportion que le diaphragme est plus irrité par la plus forte résistance de l'estomach, dans le temps que la digestion commence à se faire. Nous avons déja établi les rapports de ce muscle avec toutes les parties du corps ; mais il faut montrer ici plus particulierement les voies de ces rapports, & comment les causes qui produisent des changements dans l'action du diaphragme, doivent influer sur celle des autres parties.

On connoît ses insertions au bord des vraies & des fausses côtes, & son union intime avec le périoste, ainsi qu'avec les tendons des muscles de la poitrine & du bas ventre ; & on sait que les tendons qui l'attachent aux vertebres ont des prolongements qui se distribuent le long de l'épine, & se confondent avec la gaine ligamenteuse du corps vértébral. On sait d'ailleurs comment la plevre & le péritoine se joignent l'un à l'autre, en jettant des productions de leur propre substance à travers tous les paquets des fibres du diaphragme ; mais on n'a point assez considéré quels sont les rapports que ces communications établissent entre l'action du diaphragme & celle de tous les autres organes. En examinant de près toutes ses insertions aux parties osseuses & cartilagineuses, on le voit s'unir intimement à leur périoste, à leurs ligaments, & s'y confondre entiérement ;

d'ailleurs, il est certain que la plevre
& le péritoine embrassent intimement le
diaphragme, puisqu'elles s'entrelacent
dans toutes ses fibres ; de - là, après
avoir embrassé particulierement & pénétré intimement chacune de son côté
tous les visceres contenus dans la poitrine & dans le bas ventre, elles forment aussi, chacune pour la cavité
qu'elle occupe, le sac général dans lequel tous les visceres sont contenus.
Ces mêmes membranes se prolongent
ensuite vers toutes les parties extérieures, en traversant tous les interstices
des muscles, ausquels, ainsi qu'à toutes
les parties internes, elles fournissent des
gaines générales & particulieres jusqu'à
leurs moindres fibres ; de sorte que par-
là elles paroissent former le tissu cellulaire de toutes les parties du corps,
tant internes qu'externes, sans en excepter les parties intérieures & extérieures de la tête, avec lesquelles ces
membranes ont d'autres communications
que nous exposerons plus particuliére-

ment, en traitant des fonctions anima-
les.

Or, en prenant le diaphragme pour
le centre de tous ces prolongements
membraneux, comme il n'est pas dou-
teux qu'il ne faille le faire, il est évident que la plevre & le péritoine, ainsi
que toutes les membranes du corps,
doivent nécessairement participer à son
action. Le péritoine est porté vers les
parties supérieures dans l'expiration, &
la plevre est portée vers les inférieures
dans l'inspiration; ces deux membranes,
& toutes celles qui en proviennent sont
donc dans une sorte de balancement
perpétuel, qui répond au mouvement
du diaphragme. Ceux qui seront éton-
nés que nous accordions une force si
remarquable à des membranes aussi délicates que les productions du tissu cellulaire, n'ont qu'à se représenter la
grande quantité de ramifications ner-
veuses qui se perdent dans tout ce tissu; d'ailleurs nous attribuons beaucoup
moins la force de ces membranes à leur

action propre, qu'aux secousses & aux tiraillements qu'elles reçoivent perpétuellement par le balancement du diaphragme, par toutes les fonctions générales & particulieres des organes, & par l'irritation qui en doit nécessairement résulter pour les nerfs dont elles sont pourvues. Si ces secousses & ces irritations ne se rendent sensibles par aucun sentiment de douleur, d'agitation, ni d'importunité, il ne faut l'attribuer qu'à l'habitude, c'est-à-dire, à la maniere dont toutes les parties se sont pliées peu à peu à ce méchanisme.

Il nous reste à parler des nerfs qui se distribuent dans le diaphragme, ou qui répondent nécessairement à son action. Ceux qui lui appartiennent immédiatement lui viennent en partie des faisceaux nerveux, dont nous avons parlé au Chapitre de la respiration, qui s'étendent, comme on le sait, à toutes les parties du corps, & dont une grande quantité se perd dans la substance cellulaire; ainsi, les nerfs du diaphragme

ne peuvent manquer, lorsqu'ils font irrités par les effets de la préfence des
aliments dans l'eftomach, de donner de
l'action à toutes les parties avec lefquelles ils ont des communications. C'eft ainfi
que le tiffu cellulaire en général, en y
comprenant tous fes prolongements particuliers, devient plus fufceptible du
mouvement que le diaphragme lui im-
prime, fuivant le méchanifme que nous
avons expofé.

Tout le fyftême membraneux ainfi
confidéré, paroît former un organe général & d'une nature particuliere, qu'on
peut appeller organe cellulaire, mais
qu'il faut bien diftinguer des membranes mufculeufes ou aponévrotiques, que
néanmoins il embraffe & pénetre, ainfi
que toutes les autres parties du corps.
Il paroît que cet organe n'a par lui-même qu'une force tonique ou d'inertie,
& que fes mouvements font principalement déterminés, foit dans l'état naturel, foit dans l'état de maladie, par
l'action des nerfs qui s'y diftribuent, &

par conséquent, par toutes les causes qui peuvent exciter & déterminer l'action nerveuse. Les principales de ces causes, après le jeu constant du diaphragme, sont les différentes secousses & les tiraillements qui arrivent à cet organe cellulaire, tant par les mouvements musculaires, que par l'action qui résulte des fonctions des différents organes. Il faut remarquer que chaque organe paroît avoir, par des liaisons qui lui sont propres, un département particulier dans le tissu cellulaire, c'est-à-dire, que telle ou telle partie de ce tissu est tiraillée & mise en jeu, à proportion que l'organe qui lui est particulierement relatif, travaille à sa fonction. Ces liaisons sont manifestement prouvées par les accidents qu'on observe dans les parties extérieures du corps ; par exemple, sur le côté droit, en conséquence de certains vices du foie ou du lobe droit du poumon : ces accidents sont des œdemes, des bouffissures, de la rougeur, des tiraillements, des douleurs, des engourdiſſements qui occupent plus ou moins les différentes parties de ce côté, ſelon le dégré de la cauſe qui les produit.

Le diaphragme étant conſtitué par ſa nature, par ſon uſage, par ſa ſituation, & par ſes connexions, de maniere à être pourvu d'une action conſtante, & à pouvoir facilement diſtribuer cette action dans toutes les parties de l'organe cellulaire, il eſt probable que l'action de cet organe n'eſt pas moins entretenue par les oſcillations perpétuelles du diaphragme, que par celles du cœur & des arteres; d'où il réſulte que le jeu du diaphragme, & les effets qui en dépendent, forment un enſemble d'action, que pour toutes les raiſons que nous venons de détailler, & pour d'autres qui ſeront diſcutées, en traitant de tous les effets phyſiques des paſſions, nous croyons pouvoir déſigner par le nom de *forces phréniques*. C'eſt en traitant des paſſions, que nous ferons voir clairement, comment ces forces ſont la

principale cause déterminante du jeu
de l'économie animale : nous établirons
ensuite que leur activité dépend presque
entiérement de celle de nos sens, c'est-
à-dire, de l'action qui résulte des effets
de nos sensations : nous établirons enfin
par des faits anatomiques & par des
observations qu'on peut faire sur soi-
même, qu'il n'y a de sensations réelles,
que celles qui, en affectant nos sens,
se rapportent en même temps au centre
des forces phréniques ; d'où il sera aisé
de déduire combien la force qui résulte
des affections de l'ame, doit contribuer
à l'ouvrage de la digestion, & combien
le systême général de ces forces doit
être la principale cause déterminante de
tout changement, de tout effort, en
un mot, de toute action extraordinaire
qui se fait dans le corps, soit dans l'é-
tat de santé, soit dans l'état de maladie.

Article VI.

Du méchanisme par lequel la pulpe alimen-
taire est portée dans le canal intestinal.

Considérons à présent toute l'action
du diaphragme, du foie, de la rate, du
colon, & des muscles du bas ventre
réunie sur l'estomach plein d'aliments :
on voit à quel point il doit être continuellement pressé & agité par ces efforts, & combien les sécrétions qui se
font dans ce viscere, en doivent devenir plus abondantes. Il est certain aussi
que la chaleur doit y être considérablement augmentée, tant par ces mêmes efforts, que par le concours des
oscillations qui, pendant ce temps-là, y
sont dirigées de toutes parts. On conçoit aisément que l'estomach doit avec
tous ces secours, & par l'action qui lui
est propre, se vuider peu à peu, à proportion que l'ouvrage de la digestion est
avancé; puisqu'alors la masse alimentaire est devenue une moindre cause

d'irritation, & par conséquent, moins propre à attirer & retenir les oscillations dans ce viscere. C'est ainsi que ces oscillations rendues peu à peu à leur détermination naturelle, doivent s'étendre vers les intestins, & entraîner en même temps la pulpe alimentaire, qui est le plus en état par sa fluidité d'obéir à cette détermination. Il faut observer que la force, & même le diametre des intestins, ne peuvent qu'augmenter à mesure qu'ils reçoivent l'action que l'estomach n'est plus en état de retenir, & que par-là les parties du canal intestinal les plus susceptibles de cette augmentation de force & de diametre, ne peuvent que devenir relativement à l'estomach des especes de points d'irritation qui doivent attirer son action; & c'est ainsi que par ce progrès d'action, qui ne se fait qu'en proportion de la dissolution des aliments, les oscillations accumulées dans l'estomach viennent à s'étendre vers toute la suite du canal intestinal, & vers toutes

les parties nerveufes & membraneufes
intéreffées au méchanifme de la digeftion. On voit de-là toutes les nouvel-
élaborations qui doivent arriver à la
pulpe chyleufe, foit par l'action du canal inteftinal, foit par le mélange de
la bile & du fuc pancréatique, dönt la
fécrétion & l'excrétion deviennent plus
abondantes, à mefure que l'action raf-
femblée dans l'eftomach fe répand dans
les organes fécrétoires de ces récré-
ments ; c'eft par toutes ces élaborations
que le chyle arrive enfin dans les parties des inteftins qui abondent en veines lactées, & probablement en d'autres
vaiffeaux réforbants moins fenfibles : il
paroît que ces veines lactées ne doivent
être confidérées que comme les racines
du conduit torachique, qui s'abouchent
dans la cavité inteftinale, & qui, ainfi
que les autres vaiffeaux réforbants, pom-
pent le chyle par un jeu femblable à
celui des racines des végétaux,

ARTICLE VII.

De quelques regles principales sur l'usage convenable des nourritures.

On voit par tout ce que nous venons d'exposer, que le méchanisme de la digestion ne consiste que dans la concentration d'une grande partie des forces des organes internes & externes, attirées dans l'estomach par la présence des aliments, & que ces forces devenues plus vives par l'irritation qui les a accumulées, se répandent ensuite dans tout le corps, suivant que l'estomach avance vers le complément de sa fonction : de-là naissent d'abord deux regles générales très-importantes pour fixer convenablement la quantité de nourriture qu'on doit prendre, & le temps qu'il convient de s'en abstenir. La premiere de ces regles est, que la quantité de nourriture doit être proportionnée au dégré d'irritation nécessaire pour rétablir le ressort & le diametre de l'esto-

mach & du canal inteſtinal dans un juſ-
te point de réſiſtance, avec l'action des
organes qu'ils doivent contrebalancer ;
& la ſeconde, qu'il ne faut point prendre de nourriture nouvelle, avant que
la digeſtion de celle qu'on a déja priſe
ſoit bien faite ; c'eſt-à-dire, juſqu'à ce
que les forces accumulées dans l'eſtomach par l'irritation des aliments, ſe
ſoient répandues dans tout le corps à
la même proportion qu'elles en avoient
été détournées. On voit d'abord que
ces regles ne peuvent être fixées pour
chaque perſonne, que relativement à ſa
complexion, & à l'état particulier de ſa
ſanté, conſidéré ſelon ſa maniere de vivre. Mais le ſeul inſtinct met chacun
en état de déterminer ces regles pour
lui-même, bien entendu que cet inſtinct
ne ſoit pas perverti par l'habitude des
excès, ou que dans le cas de cette
habitude, on veuille s'impoſer & ſuivre
conſtamment un régime propre à rétablir peu à peu le corps dans ſon action naturelle, & à le ramener par-là à

un plus juste sentiment de ses besoins.

Mais la seconde regle qui doit déterminer le temps, pendant lequel il convient de s'abstenir des nourritures, est encore plus importante que la premiere, d'autant plus que les inconvénients qui naissent de l'inobservation de cette seconde regle, sont plus dangéreux que ceux qui sont produits par les erreurs qu'on peut commettre sur la premiere : d'ailleurs, on est souvent induit à ne point suivre cette partie de régime par l'usage généralement établi pour les heures des repas. Lorsque la précédente digestion n'est point accomplie, il n'est pas possible que des aliments pris en ce moment-là ne rappellent vers l'estomach des forces qui tendoient à s'en écarter, & qu'ils ne produisent par-là un conflict de déterminations entre les forces attirées mal-à-propos, & celles qui tendoient à se répandre. Il est aisé de concevoir que dans les endroits où ces déterminations opposées ne peuvent se vaincre que difficilement;

ficilement, il doit se former des points d'irritation qui produisent nécessairement une vicieuse détermination d'action dans les divers plans de fibres qui forment la structure de la partie affectée ; & il est probable que le dégré de cette irritation doit être proportionné au dégré d'effort qui se fait entre les deux ordres contraires d'oscillations, & à la bonne ou mauvaise disposition où le corps se trouve. Ce qu'il y a encore de particulier à remarquer sur ces points d'irritation, c'est que l'état de sensibilité qui les accompagne presque toujours, lorsqu'ils sont portés à un certain dégré, paroît moins appartenir aux fibres elles-mêmes, proprement dites , qu'a ce systême de membranes fixes , qui font la partie la plus déliée de l'organe cellulaire unie à beaucoup d'épanouissements nerveux. Ces membranes, comme une espece de Pie-mere , enveloppent & pénetrent généralement toutes les parties du corps, depuis les surfaces de ces parties , jusqu'aux moindres des fi-

bres dont elles font compofées. Il fem-
bleroit donc que ces fibres confidérées
en elles - mêmes fuffent - là comme des
efpeces de corps à reffort, affujettis, di-
rigés & déterminés par l'action fenfible
de ces membranes; & par conféquent,
que les fâcheux accidents produits par
l'état de vicieufe irritation, réfultaffent
moins directement de l'action difpropor-
tionnée de ces refforts, que de leurs efforts irréguliers fur les membranes qui
les affujettiffent; & en effet, cela s'accorde parfaitement avec le vice remarquable de l'organe cellulaire, que dans
la plûpart des ouvertures de cadavres,
on trouve prefque toujours aux endroits
qui ont été le fiége principal de la maladie, ou des accidents confidérables
qu'elle a produits, fur-tout, s'il y a
eu de fauffes crifes.

Il nous refte à faire obferver au fujet
de cette efpece d'irritation du canal inteftinal, qui portée à un certain dégré,
ne peut manquer de fe communiquer
aux autres parties du corps, fur-tout,

aux viſceres du bas ventre, qu'il y a
peu de perſonnes qui n'ayent habituellement un fond de cette irritation ; puiſqu'on peut dire que perſonne n'a un régime aſſez exact, pour ne pas ſouvent
donner lieu au conflict d'oſcillations
propre à produire un tel vice. Il eſt aiſé
de voir comment ce déſordre devenu
habituel eſt un perpétuel obſtacle à
l'eſpece de ſenſation agréable, de joie
phyſique, qui réſulteroit néceſſairement
de l'accord d'action de toutes les parties organiques : joie peu connue, à laquelle néanmoins nous ne ceſſons de
tendre preſque machinalement par une
infinité de moyens, ou pour mieux dire, de mépriſes, auſſi peu propres à nous
y conduire, qu'à nous fournir des ſenſations qui puiſſent y ſuppléer. Il eſt
probable, que ſans une mauvaiſe diſpoſition produite par le fréquent renouvellement d'une pareille irritation, il
n'arriveroit guere que l'eſtomach ſe trou-
vât accablé du poids de la nourriture, au
point de ne pouvoir s'en dégager par

quelque effort extraordinaire ; c'est ce
qui nous fait juger que, quoiqu'il y ait
des accidents fâcheux à craindre des erreurs qu'on peut commettre sur la quantité des nourritures, il y a pourtant
beaucoup plus d'attention à avoir au
sujet du temps qu'il convient de s'en
abstenir.

L'usage qu'on suit pour les heures des
nourritures, paroît convenir en général
à tous ceux qui jouissent d'une assez
bonne santé. En effet, en ne prenant
dans un repas que la quantité d'aliments
nécessaires pour rétablir le ressort de
l'estomach & du canal intestinal, il ne
faut communément que six ou sept heures d'intervalle, pour que la digestion
en soit accomplie, & par conséquent,
pour arriver au temps de prendre de
nouveaux aliments : ainsi nous devons
croire que l'usage généralement établi
est dans le fond le plus convenable,
pour toutes les personnes qui n'excé-
dent point le besoin qu'ils ont de se
nourrir. On pourra juger par l'examen

des caufes générales des maladies, de toutes les exceptions qu'il y a à faire au fujet d'une pareille regle.

Mais, comme le fommeil ne peut que faire des changements notables dans le travail de la digeftion, ce que nous difcuterons plus particulierement ailleurs, il eft bon de moins charger l'eftomach à fouper qu'à dîner, fans compter qu'il eft rare que les nourritures qu'on prend à dîner n'excedent pas le befoin réel de réparation. Il faut donc fe régler là-deffus, pour la quantité d'aliments qu'il convient communément de prendre à fouper, étant bien certain que les entrailles ne peuvent point avoir le même reffort pendant le fommeil, que pendant la veille : ce que nous avançons néanmoins, fans y comprendre les fujets d'exception, que les changements notables produits par les maladies ou par les habitudes, peuvent fournir. Il faut remarquer encore que ces regles ne conviennent en général qu'aux adultes, & qu'elles doivent être différentes pour les enfants, parce qu'ils ont communément les mouvements plus vifs, & que par conséquent, leurs fonctions se font plus promptement : ce qui est un effet naturel de la tendance que toutes les parties de leur corps ont à s'accroître. C'est par cette raison que l'estomach des enfants a de plus fréquents besoins de renouveller ses forces, que celui des adultes, & que selon l'usage ordinaire, ils doivent faire quatre repas par jour, lorsqu'ils sont à la nourriture solide. Les enfants qui ne vivent que de lait doivent, ainsi que l'expérience journaliere le prouve, & suivant ce qui résulte naturellement de ce que nous venons d'établir au sujet du méchanisme de la digestion, prendre plus souvent de la nourriture.

Il suit de-là, qu'à proportion que les adultes ont un tempéramment qui approche plus de celui des enfants, c'est-à-dire, qu'ils se conservent mieux dans cette vivacité & dans cette liberté d'action qu'on obſerve dans les enfants, ils ont auſſi plus ſouvent beſoin de manger; de même que ceux qui, par des travaux pénibles éprouvent des changements conſidérables dans la diſpoſition des organes, & qui, par cette raiſon, ont beſoin d'uſer d'aliments plus ſolides, que ceux qui conviennent aux perſonnes qui ne ſont point accoutumées à de pareils exercices. On voit bien que ce beſoin ne conſiſte que dans la néceſſité qu'il y a en ce cas-là de rétablir plus ſouvent le reſſort des parties intérieures, pour le mettre en proportion avec l'état d'effort où ſe trouvent néceſſairement les parties extérieures dans les exercices pénibles du corps. Quant aux regles des nourritures, par rapport aux changements que les occupations fortes & conſtantes de l'eſprit produiſent dans les organes, & par rapport aux perſonnes qui ont une vie peu exercée, elles ſe préſenteront ~~aſſez~~ d'elles-mêmes par ce que nous établirons aux Articles

du mouvement & du repos, & des paſſions de l'ame.

Il nous reſte à déterminer plus clairement la néceſſité de prendre une
quantité d'aliments proportionnée au
beſoin du rétabliſſement du reſſort de
l'eſtomach & du canal inteſtinal. Il ne
faut pas, comme le penſent beaucoup
de perſonnes trop ſcrupuleuſes ſur le
régime, chercher à réduire les aliments
à la plus petite quantité poſſible, puiſque c'eſt par leur maſſe qu'ils operent la
premiere &, on peut le dire, la plus
eſſentielle réparation qu'ils produiſent
dans un corps abbattu par le beſoin
de nourriture. Il eſt évident, que plus
cette maſſe fera d'impreſſion, ſans produire un excès d'irritation, les forces ſe
diſtribueront mieux dans tout le corps,
& par conſéquent, tous les organes ſe
conſerveront mieux dans l'activité convenable à leurs fonctions : on voit par-
là, qu'il n'eſt pas moins eſſentiel d'éviter l'excès de ſobriété, que l'excès de
nourriture.

Nous

Nous avons encore quelques réflexions à faire sur les différentes qualités, & les divers assaisonnements des aliments qu'on a accoutumé de prendre. Se réduire constamment à une seule espece d'aliments, avec le moins d'assaisonnement qu'il est possible, c'est diminuer de beaucoup les causes d'irritation qui servent à exciter le ressort de l'estomach ; ce qui prouve que la diversité des nourritures, & les différentes manieres dont on les apprête ordinairement, sont nécessaires jusqu'à un certain point, & que les exceptions qu'il y a à faire à cette regle, soit pour le plus, soit pour le moins, supposent une sorte d'état de maladie, qui est le trop ou le trop peu de sensibilité de l'estomach & du canal intestinal ; sur quoi chacun est en état, par sa propre expérience, de déterminer ce qui peut mieux lui convenir. Il en est de même de la boisson : il n'est guere de Pays dans lequel on ne soit point à portée d'avoir du vin pour l'usage ordinaire, où on

ne cherche le moyen de rendre la boiſſon un peu picquante ; & il eſt très-
probable que les bons effets qu'on en
a éprouvé , pour aider l'action de l'eſtomach , ont contribué, autant que le
goût, à l'invention de ces moyens. Au
reſte, ce n'eſt qu'en diſcutant la valeur
réelle des remedes , qu'on peut bien
connoître les propriétés des divers aſ-
faiſonnements , ſoit qu'on les conſidere
relativement aux différentes complexions , ſoit par rapport aux différents
déſordres qui naiſſent des divers vices
du régime.

Enfin, pour réſumer en peu de mots
ce qui concerne le choix & la quantité
des aliments, ainſi que le temps d'en
uſer , il faut les régler en général, ſelon les complexions & les habitudes ,
& ſelon les conſtitutions particulieres
des entrailles. Il y a , par exemple, des
enfants qui naiſſent avec une complexion forte ; il convient de leur donner
beaucoup plûtôt qu'aux autres , des
nourritures ſolides ; parce que leur eſto-

mach n'étant pas suffisamment exercé par l'usage du lait, ne peut que s'engourdir peu à peu, & perdre ainsi, au détriment des forces & de l'accroissement du corps, l'aptitude à s'exercer sur des aliments plus solides. Il y a plusieurs pays où l'on suit cet usage avec beaucoup de succès, mais non vraisemblablement, sans tomber dans quelque abus au sujet des enfants qui naissent avec une complexion délicate, & qui par cette raison, ne devroient pas être si-tôt mis à une nourriture solide; d'où il résulte, que le régime des enfants à la mammelle devroit toujours être réglé sur leur constitution. Sévrer trop tôt ceux qui sont délicats, c'est les exposer à tous les inconvénients qui doivent naître de la trop forte irritation d'une nourriture solide qu'ils ne comportent point; au contraire, tenir les enfants pendant long-temps à l'usage d'une nourriture trop inférieure à leurs forces, c'est les affoiblir chaque jour par l'espece d'engourdissement qui en ré-

fulte, & les expofer par-là à plufieurs
infirmités qu'une telle caufe ne peut
manquer de produire, foit en bornant
trop l'effor ou l'étendue d'action que
les parties organiques du corps pourroient prendre, foit en donnant lieu à
une infinité de petites coalitions vicieu-
fes, qui doivent fe former entre les fibres qui ne font pas habituellement déterminées à l'action qu'elles pourroient
fournir. Quant aux adultes, on fait par
expérience que les gens vigoureux ont
befoin d'ufer d'aliments plus folides que
les gens qui le font moins. Les Payfans
& les Artifans ne fçauroient, à moins de
plufieurs fortes de grands inconvénients,
vivre dans leur état, fi on leur donnoit
des nourritures moins compactes, moins
pefantes que celles dont ils ufent ordinairement ; & les perfonnes accoutumées à de beaucoup moindres exercices
du corps, ne pourroient foutenir, en
fuivant leur train de vie, l'ufage des
aliments groffiers qui conviennent aux
payfans.

Quant à la quantité des nourritures, & aux temps convenables de les prendre, nous nous en sommes déja assez expliqués, pour qu'on puisse déduire delà le fondement des regles qu'il y a à établir, & celui des exceptions à ces regles. Il est certain que l'instinct, lorsqu'il n'est point perverti par l'habitude des excès, doit principalement décider de la quantité d'aliments convenable à chaque tempérament, & nous avons assez fait connoître l'unique moyen qu'il y ait de remédier aux inconvénients de cette habitude, qui est de chercher par les divers changements qu'on peut faire dans son régime le point à peu près juste, auquel l'estomach se trouve assez réparé, sans être rassasié, ni accablé. On sait par l'expérience du peu de personnes qui, parmi le grand nombre de ceux qui se trouvent dans ce cas-là, ont pu s'assujettir assez constamment à un régime convenable, qu'on parvient à détruire le fond du faux besoin de nourriture, à mesure qu'on met l'estomach en état de faire sa fonction avec plus de liberté. Il est pourtant vrai que la souplesse des entrailles est telle en général, que la forte irritation produite par la présence des aliments dans l'estomach, doit être supérieure à la tendance des forces qui devoient s'en écarter : c'est ce qui fait probablement, que toutes les personnes qui ont naturellement les entrailles plus souples, & en même temps plus faites aux excès, en éprouvent de moindres inconvénients, ou du moins, ils ne s'en apperçoivent pas, comme ils le feroient, s'ils n'avoient pas cette activité & cette souplesse à un certain dégré. D'ailleurs, nous ferons voir au Chapitre des sécrétions & des excrétions, que les mouvements excrétoires des intestins sont principalement déterminés dans l'état naturel, par l'irritation du marc des nourritures poussé jusqu'aux gros intestins; ces intestins deviennent alors une espece de point fixe, d'où il doit se faire une réaction proportionnée sur les organes épigastriques ; & cette réaction doit être suivie d'une irritation qui détermine vers ces organes des forces supérieures à la ré- sistance du point fixe formé dans les gros intestins. Il n'est pas nécessaire d'en- trer dans un plus grand détail, pour faire comprendre comment cette iné- galité d'efforts dans les entrailles, doit déterminer le méchanisme qui produit l'excrétion des matieres fécales. Au reste, on sait assez que, soit à raison du tempérament , soit par l'effet des diverses sortes d'aliments , ce mécha- nisme excrétoire est plus aisé à déter- miner en de certaines personnes, qu'en d'autres. Il est probable que c'est à la faveur de cette disposition, à la li- berté du ventre, que beaucoup de per- sonnes blessent presqu'impunément, au moins pendant un temps souvent assez considérable, les loix de régime qu'el- les devroient suivre ; car il est certain que le mouvement par lequel les or- ganes épigastriques vont à l'appui de l'excrétion des matieres contenues dans les gros boyaux, peut entraîner en partie les oscillations retenues en divers endroits de l'estomach, ou du canal intestinal, par l'irritation des aliments pris mal-à-propos : ainsi les désordres produits par cette irritation doivent se réparer plus ou moins, selon que les organes sont en général plus ou moins disposés à se prêter au mouvement excrétoire. C'est en discutant plus particuliérement ce méchanisme, au Chapitre des sécrétions & des excrétions, que nous parlerons plus amplement des avantages & des inconvénients d'une trop grande disposition à la facilité des mouvements excrétoires.

ARTICLE VIII.

Du méchanisme des principaux effets des mauvaises digestions, & des moyens de détruire ou de prévenir ces effets par un régime approprié.

Les maladies aiguës, & la plûpart des chroniques, sont presque toujours

accompagnées d'un défaut d'appetit qui
subfifte ordinairement jufqu'à la fin de
la maladie. Il faut examiner pourquoi
les aliments pris dans cette difpofition,
ne fe digerent point, & produifent en
même temps des accidents plus ou moins
fâcheux, felon la quantité qu'on en a
pris, & felon le dégré de la mauvaife
difpofition de l'eftomach.

On voit affez clairement par ce qui
eft établi fur les maladies en général,
dans l'*Effai de Médecine*, qu'elles font la
plûpart produites par un état de fpaf-
me qui, felon fes caufes, affecte en divers endroits, & à différents dégrés, les
organes de la digeftion. Cet état convulfif tient lieu du renouvellement de
reffort qu'on fe procure dans l'état de
fanté, par l'irritation des aliments; &
il aifé de juger que le furcroît d'irritation produit par de nouveaux aliments,
augmenteroit ce vice, & éloigneroit
encore davantage la poffibilité du jeu
de la digeftion. C'eft ici l'occafion de
montrer la grande utilité, qu'en plufieurs

cas singuliers de maladie, on peut reti-
rer d'une abstinence totale d'aliments, &
quelquefois même de l'abstinence totale
de boisson qui, de quelque nature qu'elle
soit, peut en ces occasions être beaucoup plus nuisible par son volume, qu'u-
tile par sa qualité la plus appropriée ;
mais nous tâcherons en même temps de
faire sentir les suites fâcheuses de cette
méthode déplacée, ou portée à l'excès,
ainsi que les indications & les précautions possibles, pour se mettre en état
d'user à propos d'une pareille méthode,
qu'on peut en certains cas, regarder
comme un secours unique.

Les maladies dont le siége paroit le
plus éloigné de l'estomach, y ont pourtant toujours un rapport immédiat, à
cause des liaisons par lesquelles nous
avons suffisamment établi, que toutes
les parties du corps contribuent directement au travail de la digestion. Or,
toutes les fois qu'on aura lieu de croire
que ce vice est tel par sa nature, son
dégré & son ancienneté, qu'il intercepte

abſolument, ou à un dégré conſidérable, l'action de la partie affectée, il arrivera néceſſairement qu'une cauſe propre à ſolliciter des forces auſſi interceptées, produira, ſoit dans l'eſtomach, ſoit dans l'endroit affecté, une irritation plus ou moins pernicieuſe, à proportion de la force de l'obſtacle, & du dégré de la cauſe qui tend à le vaincre. Il ſuit de-là, que dans ces ſortes de maladies, ſoit que le ſiége en ſoit dans les premieres voies, ſoit qu'il ſoit dans quelqu'autre partie, les bouillons les plus légers, même les boiſſons les plus adouciſſantes, doivent moins calmer l'irritation par leur qualité, que l'augmenter par leur volume. On obſerve encore dans quelques maladies chroniques parvenues à un certain point par leur ancienneté & par le mauvais régime, que les nourritures & les boiſſons le mieux réglées pour la quantité & la qualité, ne font conſtamment qu'augmenter la maladie. Ce ſeroit encore là le cas de placer l'abſtinence totale, mais avec cette précaution, que comme l'état qui conftitue une maladie chronique ne foutient pas le reffort des organes auffi fortement & auffi conftamment, que l'état d'une maladie aiguë, il faut être bien attentif à ne pas laiffer tomber le malade dans un état d'affaiffement, dont il feroit difficile de le relever, ou qui pourroit produire une nouvelle forte de vice qui aggraveroit la maladie. Cependant, il faut convenir qu'il y auroit deux principales difficultés dans cette entreprife : premierement, de conftater la néceffité d'une telle abftinence ; & en fecond lieu, de faire dans le moment critique un affez jufte difcernement de fes effets, pour pouvoir juger s'ils font favorables ou contraires, & être par-là en état de régler la durée de cette abftinence. Il faudroit encore compter pour beaucoup la difficulté de vaincre l'oppofition à laquelle on devroit s'attendre de la part des malades : on ne peut parvenir à lever ces difficultés, qu'en déterminant, autant qu'il est possible, la nature des maladies qui exigeroient un pareil traitement.

Il faut d'abord se rappeller ce que nous avons établi au sujet des contrariétés d'oscillations produites par des aliments pris avant la fin de la digestion. Nous avons observé que, quoique le conflict de ces oscillations ne produise pas d'abord, à cause de la souplesse des parties, des révolutions qui se fassent notablement sentir, il en doit cependant résulter des dérangements auxquels les organes se plient insensiblement, & qui, répétés & accumulés à un certain point, produisent dans ces organes un fond de vice spasmodique formé, pour ainsi dire, par une infinité de couches. De tels vices doivent donc être d'une nature beaucoup plus opiniâtre que ceux qui sont produits plus brusquement, & s'accroître, sur - tout, lorsqu'ils sont parvenus à un certain point, par toute irritation capable de rappeller à l'estomach des forces qu'il

n'eſt point en état d'employer. Ainſi
tout aliment, toute boiſſon, & même
tout remede augmentera d'autant plus
la maladie, qu'il attirera inutilement de
l'action dans les organes ainſi affectés.
Il n'eſt pas difficile de comprendre que,
lorſque l'action de l'eſtomach eſt entiérement abandonnée à ſa tendance naturelle, par la ceſſation de toute cauſe
nouvelle d'irritation, elle doit s'exercer
avec plus d'avantage contre l'obſtacle
qui forme la maladie.

On voit bien que pendant les premiers effets de cette abſtinence, le conflict inévitable entre l'action de l'eſtomach, qui alors doit tendre moins foi-
blement à ſon progrès, & l'obſtacle qui
s'y oppoſe, ne peut que former pour un
certain temps un état d'effort réciproque, qui produit néceſſairement de l'an-
goiſſe & de l'anxiété. Lorſque les forces
de l'eſtomach ſont au fond en état de
prévaloir ſur l'obſtacle qu'elles tendent
à vaincre, on peut à travers les révolutions de la criſe s'appercevoir de leur

avantage, foit par le reffort du poulx, foit par le fentiment que le malade a de fes propres forces ; bien entendu que l'état de crainte, prefqu'inféparable d'une pareille tentative, ne l'empêche pas de les fentir, & d'en pouvoir juger ; c'eft alors le cas de l'encourager, puifqu'on eft prefque certain du fuccès qu'il eft permis d'efpérer : ce fuccès ne peut être vraifemblablement qu'une fuffifante diminution de l'obftacle, pour que l'action de l'eftomach n'en foit plus auffi interceptée qu'elle l'étoit, & que par-là elle puiffe fe rétablir peu à peu, au moyen d'un régime convenable. Il faut en même temps obferver avec attention tout ce qui peut décider du befoin de continuer plus ou moins long - temps cette abftinence, & ufer enfuite des précautions néceffaires, qu'on régleroit fur l'état actuel des forces du malade, pour rétablir convenablement l'ufage des nourritures.

Si au contraire, le dégré de l'obftacle eft tel qu'il foit fupérieur aux forces

de l'eſtomach, on doit s'en appercevoir
par la durée & le progrès de l'angoiſ-
ſe, par l'état du poulx, par l'abbattement dont le malade ſe plaint de plus
en plus, dont même on peut voir ſur
ſon viſage des ſignes peu équivoques ;
on peut juger alors qu'il n'y auroit que
de l'inconvénient à attendre d'une plus
longue abſtinence ; & il convient de la
ceſſer promptement, en donnant peu à
peu des nourritures propres à une prompte réparation des forces : il eſt ſans
contredit beaucoup plus expédient de
ſoutenir la vie, telle qu'elle peut être,
que de riſquer de l'éteindre en voulant
la ramener à un état moins fâcheux,
que celui dont on cherchoit à la tirer.

ARTICLE IX.

*Des effets funeſtes des nourritures ſolides
dans le cours des grandes ſuppurations.*

Il nous reſte à expliquer un phénomene ſingulier qui tient directement au
méchaniſme

méchanifme de la digeftion. Ce phénomene eft la prompte & dangéreufe
révolution qui fe fait par des aliments
pris mal-à-propos dans le cours d'une
fuppuration confidérable. On ne fauroit
prétendre que les funeftes accidents qui
arrivent en ce cas-là puiffent être déduits de quelque difpofition particuliere
de maladie; puifqu'on ne peut douter,
au moins pour la plûpart des bleffés,
qu'excepté la plaie, le corps ne fut
d'ailleurs dans un état de bonne fanté.
On fait que, lorfqu'un bleffé qui eft
dans le train d'une fuppuration favorable, & qui ne pouvant contraindre la
faim qui le preffe, fe permet mal-à-propos l'ufage de quelque aliment folide,
la plaie, de belle & vermeille qu'elle
étoit, s'affaiffe tout-d'un-coup, pâlit &
fe féche : bien-tôt on voit naître d'autres fâcheux fymptômes qu'une telle
caufe ne manque jamais de produire, &
auxquels il eft prefqu'impoffible de remédier. Les principaux de ces fymptômes font un état d'angoiffe & d'abbatte-

ment de forces, & une singuliere difficulté dans le jeu des organes de la
respiration, auxquels succedent bientôt
le délire & quelques mouvements con-
vulsifs, qui sont les présages certains
d'une mort prochaine. Cette funeste
révolution s'acheve quelquefois en moins
de vingt-quatre heures ; & il est rare
qu'elle passe le troisieme jour. Il faut
encore observer que la petite quantité
de nourriture solide que le malade s'est
permise, est quelquefois si dispropor-
tionnée au dégré de sa faim & à la
force de son estomach, considéré, indépendamment de la plaie, qu'on ne
sauroit comprendre, selon les idées reçues, comment il est possible qu'une si
petite cause puisse produire d'aussi fâcheux accidents. En effet, on ne sauroit attribuer ce phénomene à l'augmentation du diametre des vaisseaux par
la quantité respective, ou par la mauvaise qualité du chyle ; puisqu'il paroît
certain que le chyle, bien loin d'avoir
pu être porté dans la masse du sang,

n'a pu probablement, ainſi que nous allons le montrer, recevoir la moindre partie des élaborations néceſſaires pour être formé. On pourroit encore moins attribuer ces accidents au repompement de la matiere purulente, puiſqu'on ſait parfaitement que le pus dans ſon état naturel n'a par lui-même aucune mauvaiſe qualité ; d'ailleurs, la petite quantité de pus qu'on pourroit ſuppoſer être repompée, (la plus grande partie de celui qui eſt déja formé, tenant preſqu'entiérement à la charpie qui couvre la plaie,) ne ſeroit point en état , diſtribuée, comme elle ne pourroit que l'être dans une grande quantité de vaiſſeaux, de former un embarras propre à produire des accidents notables; encore reſteroit-il à ſavoir quel peut-être en ce cas-là le méchaniſme de ce repompement; car les conjectures qu'on propoſe ſur ce méchaniſme ſont ſi vagues, & elles impliquent tant de contradiction avec quelques-unes des loix reçues de l'économie animale, que ceux qui

les avancent n'osent les hasarder, sans
en avouer l'insuffisance. En effet, il ne
pourroit résulter de l'espece d'irritation
qu'on suppose devoir se faire dans la plaie,
que des étranglements plus considérables
dans les vaisseaux ; à la vérité ces étranglements seroient en état de suspendre
la suppuration ; mais au lieu de diminuer
la tumeur, ils devroient au contraire
l'augmenter, puisqu'on ne fait dépendre
les tumeurs que des obstacles, au cours
des liqueurs dans les parties affectées,
& des irritations qui naissent de ces obstacles. Or, ces irritations seroient plus
propres à attirer les humeurs, qu'à les
repousser ; comment seroit-il donc possible d'établir la répulsion & le repompement du pus, en conséquence de cette irritation ?

Quant à la supposition qui feroit
contracter une qualité *déletere* au pus,
dès le premier moment du désordre
produit par les aliments pris mal - à -
propos, elle est trop contraire aux loix
de la bonne Physique, & aux con-

noiſſances qu'on a de la nature des humeurs & des altérations qui peuvent y
arriver par des cauſes ordinaires, pour
pouvoir s'arrêter un moment à cette
explication. D'ailleurs, comment ce pus
ſi dangéreux ſeroit-il conduit dans quelqu'un des viſceres importants, où l'on
croit qu'il va ſe jetter, ſans qu'aucune
des voies par où ſe fait ce prétendu
tranſport, en reçoive quelqu'impreſſion
ſenſible ?

Ces phénomenes ſe déduiſent naturellement de ce que nous avons établi,
au ſujet du rapport qu'ont toutes les
parties organiques du corps, avec la
fonction de l'eſtomach, & de la maniere
dont nous ferons voir en ſon lieu, que
l'action générale de toutes ces parties eſt
preſqu'entierement tournée & employée
à ſoutenir une grande ſuppuration. Les
premiers effets de la préſence des aliments
dans l'eſtomach ſont, ainſi que nous
l'avons expoſé, un prompt renouvellement de forces produit par le rétabliſſement du reſſort de l'eſtomach; & il

est clair, par l'observation de tous les phénomenes de la digestion, que les effets de l'irritation causée par le poids des aliments, se bornent à relever l'estomach de son affaissement, & à le remettre ainsi en proportion de forces avec toutes les parties qu'il doit contrebalancer : pendant que l'estomach vient à son juste point de ressort, l'activité du corps ne peut que croître, à proportion du soutien qu'elle acquiert; & c'est - là le méchanisme de cette espece d'hilarité qu'on éprouve en mangeant, & qu'on sent principalement vers la région épigastrique. Mais lorsque le ressort de l'estomach est parvenu au dégré où il doit être, relativement aux forces antagonistes, le besoin de nouvelle réparation cesse, ainsi que le vrai désir de nourriture, c'est alors qu'une nouvelle détermination commence à s'établir dans l'estomach : il ne s'étoit fait sentir jusqu'à ce moment, que comme un appui favorable qui croissoit peu à peu pour le rétablissement du méchanifme de l'action naturelle ; mais parvenue au complement de fon reffort, il devient une caufe d'irritation pour les parties auxquelles il oppofe alors une forte réfiftance : cette réfiftance eft telle que, bien loin de communiquer quelque action, elle doit au contraire attirer celle de toutes les parties qui ont du rapport avec l'eftomach ; c'eft ce qui s'exécute par un méchanifme comparable de tous points à la caufe irritante qui détermine généralement les ofcillations des parties organiques vers une tumeur qui tend à la fuppuration ; & c'eft par cette raifon qu'il faut, comme nous l'avons dit, attribuer aux premiers effets de la digeftion, les friffonnements & la forte d'accablement & de pente au fommeil qu'on éprouve en ce temps-là. Il n'eft pas néceffaire, pour l'explication du phénomene dont il s'agit ici, de rappeller les autres fuites du méchanifme de la digeftion.

Nous ne croyons point que l'expofé que nous venons de faire du méchanifme, par lequel l'eſtomach parvenu à ſon complement de reſſort doit déterminer la réaction de toutes les parties organiques, ſoit ſujet à aucune difficulté conſidérable, ſans compter que les évenements fréquents obſervés dans la répercuſſion des maladies de la peau, fourniroient, s'il en étoit beſoin, un nouvel appui aux principes que nous établiſſons pour ce méchaniſme. Nous croyons donc pouvoir regarder comme une vérité inconteſtable la réaction de toutes les parties organiques du corps ſur l'eſtomach dans les premiers temps de la digeſtion ; & on en doit conclure, que les forces particulieres de l'eſtomach ſeroient inſuffiſantes pour le travail de la digeſtion, à la même proportion qu'elles manqueroient de l'appui qui leur eſt fourni par cette réaction générale. Delà, il eſt aiſé de comprendre qu'à la même proportion que ces parties organiques, occupées au ſoutien d'une grande ſuppuration, ne fourniront pas à l'eſtomach une réaction convenable, il faudra que

que l'estomach frustré, sur - tout dans
l'endroit le plus relatif à la partie bles-
sée, de l'appui qui lui est nécessaire, se
trouve par-là singuliérement irrité, &
par conséquent incapable de se mettre
en équilibre d'action propre, ni relative,
& que l'action déterminée pour le mouvement de la suppuration soit détournée & suspendue par l'irritation de l'estomach. Ainsi, l'ouvrage de la digestion & celui de la suppuration se trouveront interceptés l'un par l'autre ; &
comme ce vice ne peut que croître par
la présence des aliments qui ne sont
point digérés, & par le surcroît de
vicieuse irritation qui en doit résulter
pour la plaie, on comprend aisément
les prompts & funestes progrès que doit
faire un pareil désordre.

On pourroit nous objecter que l'estomach des paraplégiques se trouvant à
peu près dans le même cas, & celui
des hémiplégiques encore davantage, il
devroit par conséquent éprouver par des
aliments solides une partie des funestes

révolutions caufées par l'interruption des fuppurations confidérables. Le cas d'hémiplégie, ou de paraplégie, nous paroît peu comparable dans le fond au cours interrompu d'une grande fuppuration ; nous penfons néanmoins, & l'expérience le confirme, qu'il arriveroit, felon le dégré de ces maladies, plus ou moins de ces efpeces d'accidents, s'il ne fe formoit dans les mêmes endroits où réfide l'obftacle qui intercepte le progrès d'action vers les parties affectées, une efpece de point fixe qui, tout imparfait qu'il doit être, fe trouve pourtant en état de fervir de point d'appui à l'action de l'eftomach. Il eft à propos de faire remarquer ici, pour qu'on puiffe plus facilement juger de la différente maniere dont ces deux maladies nuifent au travail de la digeftion, qu'il paroît par tout ce que nous avons expofé au fujet des forces phréniques & des caufes qui les déterminent, que la paraplégie ne doit fouvent confifter que dans l'action in-

terceptée de quelques parties membraneufes internes, & aponévrotiques externes du bas ventre, qui en cet état
ne peuvent obéir à la détermination du
principe des forces phréniques; au lieu
que l'hémiplégie fuppofe toujours un
vice plus intime dans le principe même de ces forces, d'où il fuit néceffairement que l'hémiplégie eft une maladie beaucoup plus grave, plus opiniâtre, & par conféquent plus nuifible
aux fonctions du corps, que ne l'eft la
paraplégie : ce qui eft bien prouvé par
les accidents qui l'accompagnent, &
par une beaucoup plus grande difficulté de fuccès des remedes appropriès; en
effet, on voit fréquemment aux eaux
thermales beaucoup d'hémiplégiques fort
avancés dans leur guérifon du côté de
l'extrêmité inférieure, dans le temps,
qu'à peine on apperçoit quelque changement remarquable du côté de l'extrêmité fupérieure. Revenons à notre fujet.

Il eft inutile de faire remarquer plus

particuliérement le méchanifme, par lequel l'eftomach privé d'une partie de
l'appui néceffaire à fon action , doit
à fon tour produire par fa vicieufe réaction, des changements confidérables dans
la partie bleffée ; or indépendamment
de ce furcroît d'irritation , cette partie
eft peu en état de fournir de l'appui ,
en ayant elle-même un befoin continuel pour foutenir le cours de la fuppuration. On peut facilement voir auffi
comment, dans les cas de grandes fuppurations arrêtées par un défaut de régime, les progrès inévitables de l'état
convulfif de l'eftomach doivent bientôt
s'étendre jufqu'au diaphragme , & de-là
à tous les vifceres, en y produifant des
effets à peu près femblables à ceux qui
ont été d'abord produits dans la partie
bleffée : ainfi nous ne nous arrêterons
pas à expliquer plus au long le méchanifme de tous ces funeftes accidents.
Nous croyons encore, qu'il n'eft pas
néceffaire de mettre dans un plus grand
jour les conclufions qu'il y a à tirer

du méchanifme de ce fait fingulier, fi inexplicable felon la théorie reçue, & fi aifé à concevoir felon notre explication, en faveur du méchanifme général que nous avons établi pour la digeftion. Ces conféquences qui fe préfentent d'elles-mêmes ne font pas moins propres à conftater l'exiftence & les propriétés de l'organe extérieur, borné jufqu'à préfent dans les animaux, ainfi que nous l'avons déja remarqué, à des ufages d'une bien petite conféquence, en comparaifon de ceux qu'on a reconnu dans l'écorce des végétaux.

Au refte, il y a encore plufieurs phénomenes à confidérer, & quelques regles à établir au fujet de la digeftion, qui tiennent effentiellement au méchanifme de toutes les caufes d'action du corps; de forte qu'il eft impoffible d'entrer en aucune explication là - deffus, fans avoir préalablement établi le méchanifme particulier des effets de chacune de ces caufes. Ce méchanifme étant bien éclairci, l'explication de tous

les phénomenes relatifs aux divers états
de l'action des premieres voies, & les
regles qui en doivent résulter, se présenteront si naturellement, qu'il ne sera
pas nécessaire d'entrer en quelque discussion particuliere là-dessus.

CHAPITRE V.

Du Mouvement & du Repos.

IL ne paroît pas qu'on ait fait jusqu'à
présent assez d'attention à l'ensemble
des causes déterminantes des mouvements du corps, qui tous supposent essentiellement une action réciproque entre les parties intérieures & les parties
extérieures. C'est principalement cette
premiere loi que nous nous attacherons
à considérer & à faire connoître; parce
qu'étant une condition essentielle à tous
les mouvements du corps, elle nous
présentera par tous les changements qui
lui arrivent, une idée claire du princi-

pal méchanisme de l'ordre naturel &
des divers désordres de ces mouvements.
Nous considérerons d'abord les principaux changements dans l'état de l'action du corps déterminé à quelque effort extraordinaire ; nous tâcherons ensuite de constater à peu près les différentes dispositions que les organes acquierent par les divers genres d'exercice, ainsi que les effets qui doivent résulter de ces dispositions : enfin, nous
ferons un examen particulier du méchanisme qui sert à déterminer les divers mouvements du corps ; par-là nous
serons plus en état qu'on ne l'est par la
théorie reçue, de faire voir en quoi
consiste son état de repos, & de quelle
maniere le mouvement & le repos doivent se succéder, pour entretenir le jeu
de l'économie animale.

Article I.

De l'action réciproque des parties intérieures
& extérieures du corps.

Nous n'entreprenons point de discu-

ter ici aucune des questions tant re-
battues sur la théorie particuliere du
mouvement musculaire, d'autant plus
que Borelli a éclairci suffisamment tout
ce qu'il importe de connoître sur la
force & l'action des muscles, & que
Stahl a fait des recherches particulieres
sur tout ce qu'il y a à considérer au
sujet du mouvement qu'il appelle tonique vital, dont il a très - bien prouvé
l'existence, quoiqu'il se soit trompé sur
le principe qu'il a prétendu en établir.
Ce mouvement tonique n'est que la
force des fibres primitives des organes
du corps vivant, & l'action générale de
toutes les parties organiques diversement déterminée, selon les liaisons &
les efforts réciproques de ces parties.
Ces matieres ont été si bien traitées par
ces grands hommes, qu'il ne paroît pas
qu'on puisse rien ajouter , dans le sens
où ils les ont prises , aux connoissances
qu'ils nous en ont laissées ; d'ailleurs ,
notre sujet ne rentre point dans le fond
de ces questions, puisqu'il ne doit nous

conduire à considérer le mouvement des organes , qu'autant qu'il est relatif à l'ordre des causes qui le déterminent, selon les nouvelles loix de l'économie animale que nous avons établies.

Nous croyons avoir déja fait assez connoître le méchanisme de l'action respective des organes internes , pour qu'on puisse en inférer facilement, que les fonctions de la tête ne doivent pas être moins liées à ce méchanisme, que celles de tous les autres organes. C'est ce que nous éclaircirons davantage , lorsque nous examinerons les effets physiques des sensations ; ainsi nous croyons pouvoir d'avance regarder ici l'action générale de tous les organes internes, comme un ensemble d'efforts contrebalancés par l'action de l'organe extérieur ; de maniere que les déterminations générales & particulieres des organes internes , doivent se porter nécessairement à l'organe extérieur. On a vu comment cet organe est intéressé dans le jeu de la respiration , & dans le travail

de la digestion : il s'agit d'examiner à
présent les changements plus considérables qui lui arrivent nécessairement ,
tant par les divers genres d'exercices
usités , & par les impressions des sens ,
que par les dispositions particulieres où
cet organe peut se trouver, dans le
temps qu'il reçoit ces différentes déterminations, ou ceux qu'il éprouve au
contraire par la diminution d'action que
lui cause le manque d'exercice, ou le
défaut d'objets des sensations.

Nous établirons plus particuliérement,
en traitant des affections de l'ame, comment l'organe extérieur est le principal
instrument de tous les mouvements propres aux divers genres d'exercices, ainsi
qu'aux diverses déterminations d'action
qui résultent des impressions faites sur
les sens ; & c'est en traitant du sommeil
& de la veille , que nous exposerons
le méchanisme, par lequel l'action générale des principaux organes intérieurs
ne peut que s'accroître par le sommeil,
& décroître par la veille. Il ne nous

reste donc à considérer ici que les diverses modifications qui arrivent à l'organe extérieur par les exercices ordinaires, & par conséquent, les divers effets qui en doivent résulter pour le jeu des organes internes.

ARTICLE II.

Des changements qui arrivent dans l'action du corps déterminé à quelque effort extraordinaire.

Le principal & le plus sensible de ces changements est une contraction qui se fait vers la région diaphragmatique, & de-là dans toute la longueur des muscles droits : c'est une condition sans laquelle, ainsi qu'on le peut éprouver à tout instant, le corps est incapable d'aucun effort par quelque cause spontanée ou nécessaire qu'il puisse être déterminé. Un autre phénomene qui n'est pas pas moins remarquable, est le sentiment de lassitude qu'on éprouve principale-

ment vers cette région diaphragmatique, lorsque le corps n'est plus en état
de soutenir la durée d'un effort extraordinaire : ce qui est une preuve évidente, que les organes de cette région
font alors principalement affectés, &
par conséquent, qu'ils ont été dans une
action plus considérable que les autres
pendant la durée de cet effort. D'ailleurs, Borelli a prouvé clairement que
le diaphragme fait des efforts particuliers, lorsqu'on monte, ou qu'on def-
cend des escaliers ; de même que dans
tous les cas où il s'agit d'employer une
force extraordinaire. Il a prouvé en même temps qu'on doit regarder ce mufcle comme une forte de balancier qui
modére & dirige tous les mouvements
du corps. Nous difcuterons plus particulierement la valeur & l'importance
de ces preuves, lorsque nous en ferons
l'application à l'ordre des caufes déterminantes des divers mouvements du
corps.

Il est néanmoins à propos de placer

ici quelques obſervations remarquables
qui, avec une infinité d'autres de la même eſpece qu'on pourroit raſſembler,
conſtatent parfaitement le rapport intime de l'action du diaphragme, de l'eſtomach & de la maſſe inteſtinale avec
les parties extérieures du corps.

J'aſſiſtai à l'ouverture d'un chien vivant
qui fut faite dans la vûe de vérifier un fait
ſingulier énoncé dans un recueil d'obſervations : ce fut ſans ſuccès pour l'objet qu'on s'étoit propoſé. Une partie de
la maſſe inteſtinale étant ſortie par une
ouverture qu'on avoit faite dans toute
la longueur du ventre, je voulus ſavoir quels ſeroient les mouvements du
diaphragme, moins ſoutenu par la réaction de la maſſe inteſtinale, & irrité par
de grandes inciſions ; je le fis couper
de droite & de gauche, depuis le car-
tilage xiphoïde où il demeura attaché,
juſqu'à ſes deux parties latérales. Il en-
tra d'abord dans des contractions beaucoup plus fortes & plus permanentes
qu'elles ne le ſont dans ſon jeu ordi-

naire ; & ce que je trouvai de très-re-
marquable, & en même temps de très-
concluant pour le concert de son action avec celle de la masse intestinale,
c'est qu'au même instant que se faisoit
la contraction du diaphragme, il s'en
faisoit une aussi forte & aussi permanente dans le mésentere ; qui par - là
élevoit considérablement en maniere de
gerbe vers la région ombilicale, ce qui
restoit de masse intestinale dans le ventre, & cette contraction du mésanterre
cessoit en même temps que celle du
diaphragme. L'intervalle d'une contraction à l'autre étoit un peu plus long
que la durée de l'état de contraction
qui étoit à peu près de six ou sept
secondes.

Un enfant âgé d'environ deux ans,
guéri depuis peu de jours de la rou-
geole & d'un dévoiement qui y avoit
succédé, mourut dans des convulsions
causées par la sortie des dents. Quelques heures après sa mort, on apperçut une traînée de taches noires assez

considérables, qui s'étendoit le long des deux côtés du corps, depuis la région diaphragmatique, jusqu'au - dessus des pieds : l'ecchymose étoit beaucoup plus foncée à la partie supérieure des pieds, & sur-tout au pied gauche, que dans les autres endroits. On trouva à l'ouverture du cadavre le diaphragme & la face interne des muscles du bas ventre, ainsi que la plevre & le péritoine, presqu'entiérement couverts des mêmes taches ; elles étoient plus considérables aux parties latérales du diaphragme vers ses insertions aux côtes, & beaucoup plus du côté gauche, que du côté droit. Il ne parut rien de remarquable dans les intestins, si ce n'est qu'ils étoient extrêmement blancs & transparents, & sans qu'on pût y appercevoir aucun vaisseau sanguin : toutes les parties contenues dans la poitrine étoient également couvertes de taches noirâtres, & principalement le médiastin. A l'ouverture de la tête, on trouva le péricrâne, & presque tout le tissu des téguments pleins de ces taches noires : la dure-mere étoit à peu près dans le même état ; il n'y avoit rien d'extraordinaire dans la Pie-mere, excepté quelques vaisseaux sanguins un peu engorgés.

Entre les choses remarquables qui se trouvent dans cette observation, l'état de l'ecchymose des parties supérieures des pieds & des parties extérieures de la tête, exactement proportionné à celui des parties latérales du diaphragme, & la traînée extérieure de cette ecchymose, depuis les parties latérales du diaphragme, jusqu'aux extrêmités, méritent une considération particuliere : il résulte bien clairement de l'examen qu'il y a à faire de tout ce qui a été trouvé dans cette ouverture, que la tête & la région diaphragmatique sont la source & l'appui de l'action du corps, & les deux centres où se rapporte particuliérement l'action des extrêmités inférieures.

Cette observation sert encore à expliquer

pliquer affez clairement une infinité d'obfervations pareilles au fond, faites par les Anciens & les Modernes, dont jufqu'ici on n'a point tiré un certain profit.

Une fille âgée d'environ vingt-quatre ans, d'une conftitution affez délicate, n'ayant jamais éprouvé aucun dérangement du côté des regles, étoit fujette depuis cinq ou fix ans, à des naufées & des vomiffements qui étoient devenu*s* prefque habituels, & pour lefquels on avoit employé inutilement les remedes qu'on avoit jugé les plus convenables. Cet état, quoique permanent, n'étoit pourtant pas toujours au même point; pour peu que la malade eut mangé plus qu'à fon ordinaire, elle fentoit une pefanteur confidérable dans l'eftomach, & beaucoup de refferrement à la poitrine, avec une difficulté de refpirer accompagnée d'une efpece de palpitation. En hyver, le vomiffement fe joignoit à tous ces accidents, & il n'arrivoit que très-rarement en été. Ce qu'il y a encore de plus particulier à remarquer, c'est que dès l'instant que la malade se mettoit au lit, tous les accidents cessoient, & ils reparoissoient plus ou moins, dès qu'elle étoit levée : au reste, son appetit étoit ordinairement bon, & elle mangeoit assez bien deux fois par jour.

Cette observation présente deux faits qui méritent de l'attention & qui se rapportent exactement à des loix d'action & de réaction entre les parties internes & les parties externes. L'un de ces faits, est le vomissement qui n'arrivoit presque jamais en été, qui est le temps où l'organe extérieur doit avoir plus de soupplesse. Le second est la cessation des accidents, lorsque la malade étoit couchée ; ce qui prouve un état de moindre contraction de l'organe extérieur par la position horisontale du corps. Ces deux faits montrent évidemment la connexion intime de l'organe extérieur, avec les organes internes, & font connoître en même temps que l'action de l'organe extérieur dans l'état de veille, & dans celui des divers mouvements du corps, ou même, lorsque le corps est simplement debout, doit être là cause d'une irritation constante pour le diaphragme, & par conséquent augmenter son action.

On trouve dans les deux premiers Volumes des Commentaires de M. Vanswieten, sur les Aphorismes de Boerhaave, deux observations qui prouvent le rapport organique de l'estomach & de la masse intestinale avec l'organe extérieur. La premiere de ces observations se trouve au premier Volume, à l'Article *Gangrenne*. Il s'agit d'une gangrenne à la jambe, si opiniâtre, qu'elle résistoit aux remedes les plus appropriés ; il arriva que le malade rendit par bas une grande quantité de vents : il fut pansé peu de temps après, & on apperçut un amandement considérable dans la partie gangrennée, qui de-là ne fut pas long-temps à être parfaitement rétablie. La seconde observation, qui pour être fort

commune, n'en est pas moins remarquable, est au second Volume, à l'Article
des *Eruptions fébriles*. C'est la rougeur
& la démangeaison presque insupporta-
ble qui arrivent à la plûpart de ceux
qui ont mangé de certaines mauvaises
moules. Il rapporte que ces accidents
font bientôt terminés, en faisant vomir
ces personnes avec du vitriol blanc, ou
quelqu'autre émétique qui produise un
prompt vomissement; bien entendu que
ce vomissement opere la sortie des moules. Il ajoute, & avec raison, qu'il ne
paroît pas croyable que cette acrimonie venimeuse ait été portée dans le
sang, & de-là à la peau, puisque tous
les accidents cessent dans le moment
même que les moules ont été chassées
de l'estomach par l'effet du vomissement.

Un homme âgé de près de quarante
ans, eut une maladie aiguë très-considérable, & qui dura fort long-temps.
Il eut les jambes enflées dès les premiers temps de sa convalescence, &

cette enflûre, au lieu de diminuer à proportion que le fond de sa santé paroissoit se rétablir, augmenta au contraire de plus en plus, & s'étendit jusqu'aux cuisses, dont le volume devint aussi très-considérable. L'enflûre demeura à ce point-là, & devint habituelle : à cette incommodité près, cette personne étoit dans son état ordinaire de santé, & remplissoit les devoirs de sa profession. Il arriva fort long-temps après cette sorte de guérison, que les cuisses & les jambes se désenflerent tout-d'un-coup : en même temps il survint de la fiévre & une suffocation si considérable, qu'on fut obligé de faire quatre saignées très-rapidement. La maladie fut d'ailleurs traitée par des remedes convenables, & on observa qu'à mesure que le malade approchoit de sa convalescence, l'enflûre des cuisses & des jambes se rétablissoit peu à peu au dégré où elle étoit avant cette maladie. Il y a actuellement près de dix ans que cette enflûre existe, & il ne s'est guere

passé d'année où le malade n'ait éprouvé une ou deux fois de pareilles révolutions; il est pourtant vrai qu'à présent
l'enflûre n'est plus si considérable qu'elle
l'étoit dans son commencement, & le
malade croit s'être apperçu que l'enflûre qui survenoit de nouveau après chacune de ces maladies étoit moindre que
la précédente.

Une femme âgée de près de trente
ans, eût une fiévre maligne longue &
très-dangéreuse, dont la crise fut en
partie une enflûre très-considérable dans
toute la longeur du bras gauche, jusqu'à l'extrêmité des doigts. Cette enflûre n'eut d'autre révolution pendant
dix ans qu'elle dura, que d'augmenter
considérablement par l'effet de tout ce
qui affectoit vivement la malade, &
elle revenoit dans son état ordinaire
par la cessation de la cause qui avoit
produit cette augmentation. Cette femme eut dix ans après une maladie à peu
près pareille à celle dont il est ici
question : elle en guérit parfaitement,

ainſi que de l'enflûre, qui à très-peu de choſe près, fut entiérement diſſipée.

On fera voir clairement, en diſcutant dans la troiſiéme Edition de l'*Eſſai* de Médecine, la nature & les cauſes des maladies, qu'il n'eſt pas poſſible de regarder ces enflûres comme un receptacle de mauvaiſes humeurs, que les mouvements critiques produits par la nature ou par les ſecours de l'Art, n'avoient pu, ni évacuer, ni détruire, & que cet évenement s'explique au contraire très-bien par l'idée d'un reſte de l'orgaſme qui conſtituoit ces maladies, que les mouvements critiques n'avoient pu détruire qu'imparfaitement, ni changer plus favorablement. Or le méchaniſme d'une pareille terminaiſon de maladie, expliqué conformément à notre théorie, ſuppoſe néceſſairement, ainſi que nous le ferons voir plus particuliérement en ſon lieu, un commerce d'action & de réaction entre l'organe extérieur & les parties internes.

Il y a encore une obſervation qu'on

peut souvent faire, qui est très-concluante
pour la certitude de l'existence d'un point
d'appui formé dans le centre diaphragmatique pour tous les mouvements du
corps. C'est ce qui arrive fréquemment
à des personnes, qui étant couchées
sentent de la douleur ou de l'importunité, en quelque endroit de la région
diaphragmatique, sans en éprouver dans
aucune autre partie. Ces personnes, au
moment qu'elles sont debout, cessent
tout-d'un-coup d'éprouver cette douleur ou cette importunité dans les endroits où elles les sentoient, étant couchées ; & en même temps elles en
éprouvent de pareilles, ou même de
plus fortes en d'autres parties éloignées
de ce centre : c'est souvent au col, à
la tête, ou dans quelqu'une des extrêmités.

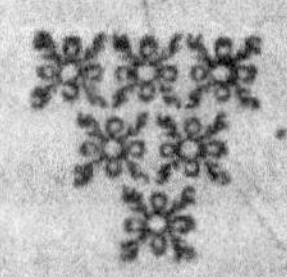

ARTICLE III.

ARTICLE III.

Des diverses dispositions produites dans les organes par les divers genres d'exercices.

Venons à présent aux divers phénomenes qu'on observe dans les divers genres d'exercices usités, qui sont ceux de marcher, d'aller en voiture, de monter à cheval, ou de naviguer, auxquels on peut encore ajouter l'aptitude à des tours d'agilité & de force, à l'aquelle bien des hommes, principalement les gens qui en font métier, parviennent en s'y exerçant. Il faut d'abord remarquer que le corps habitué à un genre particulier d'exercice, s'y plie au point qu'il ne s'acquiteroit d'abord qu'avec peine de ceux qui s'exécutent par d'autres mouvements. Or il paroît impossible de concevoir, qu'il y ait quelque partie dans le corps susceptible de diverses modifications, ou de ces sortes de plis que l'habitude fait contracter, comme l'organe extérieur paroît l'être; & s'il n'est pas possible de

T

douter de l'existence & des propriétés
de cet organe, comme nous croyons
pouvoir l'assûrer d'après les observations que nous avons alléguées, & de
bien d'autres qu'on peut faire à ce sujet,
nous sommes fondés à conclure que
toutes les modifications permanentes
contractées par les diverses habitudes
d'exercices, ne peuvent s'établir primitivement que dans cet organe; de maniere donc que tous les changements
qu'on observe dans les personnes qui
veulent passer sans ménagement d'un
exercice auquel elles sont habituées, à
un autre qui leur est absolument nouveau, ne doivent être attribués qu'aux
diverses révolutions qui se passent néces-
fairement dans l'organe extérieur, par
l'opposition des déterminations nouvelles à celles qui sont anciennement établies; & on peut juger par ce que
nous avons dit des connexions des organes internes, avec l'organe extérieur,
à quel point les organes internes doivent se ressentir de cette contrariété

de déterminations. Or les divers changements qu'on éprouve dans le commencement d'un exercice auquel on n'eſt pas encore habitué, s'expliquent par-là d'une maniere ſi naturelle, que nous ne croyons pas qu'il ſoit néceſſaire d'entrer dans une plus grande diſcuſſion, pour faciliter l'application de cette théorie. Néanmoins les réſultats de tout ce qu'il y a à conſidérer au ſujet de pluſieurs maladies, & principalement de certaines maladies cutanées, éclairciront & juſtifieront encore mieux cette application.

Revenons à ces deux phénomenes notables qui ſont, la contraction qu'on éprouve dans la région épigaſtrique & dans l'étendue des muſcles droits, toutes les fois qu'on ſe diſpoſe à faire quelque effort, & enſuite le ſentiment de laſſitude qu'on éprouve principalement vers cette même région, lorſque cet effort a duré plus long-temps que les forces du corps ne pouvoient au fond le permettre. Cette contraction

qui se fait dans le centre phrénique,
toujours déterminée & soutenue par
celle de la tête, pour tel mouvement
que ce puisse être, est une preuve bien
certaine de la connexion intime de ce
centre, avec l'action du cerveau, ainsi
qu'avec l'action de toutes les autres parties du corps; & elle fait connoître en
même temps, qu'il ne se fait point de
mouvement dans le corps sans la contraction de ce centre : c'est un fait dont
chacun peut se convaincre par sa propre expérience. Mais en examinant de
plus près tous les effets que cette contraction produit, & en y rapportant
tout ce que nous avons établi au sujet des forces phréniques, nous en dé-
couvrirons facilement le méchanisme
qui se trouvera conforme aux loix les
plus connues de la méchanique.

Avant que d'entrer dans quelque détail sur les déterminations produites par
la contraction du centre phrénique, il
seroit à souhaiter qu'on pût expliquer
clairement la raison de cette singuliere

senfibilité qui se trouve dans la partie extérieure de ce centre, qu'on appelle le creux de l'estomach. Les progrès de l'Anatomie n'ont pas encore été jusqu'au point de nous faire connoître affez bien la constitution de cette partie, pour pouvoir en déduire la raison de sa grande senfibilité : ainfi il faut nous réduire à ce que nous pouvons en apprendre par une suite d'obfervations, & à ce qu'il est permis d'en juger par les propriétés des organes les plus voifins, qui probablement doivent contribuer beaucoup à la formation de ce centre. Examinons donc sa constitution, selon l'idée qu'il en faut prendre par sa connexion, avec les organes les plus voifins. Comme nous avons établi, en traitant des forces phréniques, que ces organes sont doués d'une très-grande activité, & que l'obfervation nous prouve que leur action entraîne toujours celle de ce centre, nous croyons pouvoir en conclure qu'on doit confidérer les parties organiques intérieures & extérieures

de cette région, comme ayant des propriétés communes, soit qu'on regarde
les fibres constitutives de ce centre extérieur, comme étant en partie une production de celles qui forment les organes internes voisins, soit qu'on se ré-
duise à penser que le rapport intime
observé entre ce centre extérieur, &
les organes internes, ne soit qu'une
suite de quelque singuliere connexion
que l'Anatomie n'a pu encore nous
faire connoître.

ARTICLE IV.

*Du méchanisme des causes déterminantes de
l'action nécessaire pour les divers
mouvements du corps.*

Nous ferons voir, en traitant des
effets physiques des sensations, que tout
ce qui affecte le cerveau par la voie
des sens, augmente d'abord son action
propre, & diminue au même instant
celle du centre des forces phréniques,
en la rendant plus relative à l'action de

la tête. Il se fait donc par-là une élévation du diaphragme, proportionnée à
l'accroissement de l'action propre de la
tête; cette élévation ne peut manquer
d'être suivie en même temps de celle
de la masse intestinale, à cause de sa
constante réaction sur le diaphragme ; &
c'est principalement par la moindre résistance qu'oppose alors le diaphragme
au ressort de la masse intestinale, qu'est
produite la contraction des muscles du
bas ventre qui se fait en ce même instant.

Si les sensations qui ont produit ces
changements dans le système d'action
& de réaction entre la tête & le centre
des forces phréniques, n'expriment pas
un besoin actuel d'employer les forces
musculaires, l'ame, sans opérer aucune
nouvelle détermination de l'action de
la tête, fixant simplement celle qui
vient de s'y établir, se met alors à
considérer l'objet de ces sensations.
C'est au moyen de ce méchanisme, que
l'image de cet objet se trouve soutenue

T iiij

comme il le faut, pour être bien ap-
perçue & bien comparée; & il ne tient
qu'à la volonté de maintenir plus ou
moins long-temps cette difposition, bien
entendu que cette durée n'excede pas ce
qu'il peut y avoir de fpontané dans le
méchanifme général de l'économie animale.

Mais fi ces changements dans l'ordre de l'action réciproque de la tête &
du centre des forces phréniques, font
l'effet de fenfations qui expriment un
befoin urgent de faire emploi des forces mufculaires, alors l'ame change
tout-d'un-coup la détermination de l'action de la tête, qui par-là devient relative au centre des forces phréniques
& à l'organe extérieur, prefque au même inftant qu'elle a été augmentée par
l'effet de ces fenfations. Il fuit de-là,
que le reffort de la maffe inteftinale
ne s'étant pas moins accru par cette
prompte réaction, que celui du centre
des forces phréniques, ces parties doivent refter à peu près au même point

d'élévation où elles avoient été mises par le premier effet de ces sensations. C'est principalement à la faveur de ce point d'élévation bien fixé, que le ressort du diaphragme & de la masse intestinale est mis en état de réagir convenablement, afin de produire & soutenir de concert avec la réaction de la tête le ressort de l'organe extérieur, & par-là, l'état d'effort & les diverses déterminations de l'action musculaire : on voit d'un coup d'œil la nature & la force de ce point d'appui pour l'action musculaire, bien différent de celui qui est adopté dans la théorie reçue. On voit aussi que l'augmentation ou la diminution d'effort de l'organe extérieur, est moins l'effet d'un accroissement ou d'un décroissement réel de l'action propre de cette organe, que celui d'une diminution ou d'une augmentation de résistance de la part des organes qui le contrebalancent particuliérement ; car il est certain qu'il ne peut y avoir au fond, dans le corps, qu'une quantité déterminée d'action propre, qui ne varie point, & qui est proportionellement répandue dans toutes les fibres qui constituent ses organes. Il faut donc, lorsqu'il s'agit de quelque mouvement particulier, spontané ou nécessaire, que cette action se rassemble plus ou moins, selon les diverses causes d'irritation, dans les organes qui doivent d'abord être mis en jeu, pour la détermination & la direction des forces nécessaires à ces mouvements; de maniere que, lorsqu'une partie se meut, c'est toujours aux dépens de plusieurs autres, & non par un surcroît d'action que le corps ait pu acquérir d'ailleurs. Cette vérité devient plus sensible par l'examen des changements généraux qui arrivent dans le corps, à l'occasion de quelque effort considérable; on voit alors la peau se resserrer & se durcir, la respiration devenir gênée, le poulx vif & fréquent, & on est d'ailleurs incapable de toute autre action que de celle qui est déterminée par l'effort qu'on fait : ces phénomenes font plus ou moins confidérables, felon le dégré de l'effort qui les produit. Il fe fait donc alors un amas & une concentration de forces dans les centres principaux, d'où elles font enfuite dirigées vers la partie qui doit être mife en mouvement. On voit de-là, que l'état de fatigue ne peut confifter que dans la difficulté que les organes trouvent à fe rétablir dans leur ordre naturel d'action & de réaction, & que cette difficulté n'eft au fond que la vicieufe réfiftance qui demeure établie dans la région des forces phré- niques, par la fuite de l'excès d'effort qui a porté les organes mis en action au-delà de leur reffort & de leur ac- tion refpective : ainfi le méchanifme de l'état de fatigue peut repréfenter affez clairement celui de tout état d'anxiété ou de maladie.

En effet, l'obfervation prouve fenfi- blement que le commerce le plus re- marquable d'action & de réaction qu'ait l'organe extérieur avec les autres par-

ties du corps, se fait du côté de l'intérieur avec le centre des forces phréniques & avec la masse intestinale, &
du côté de l'extérieur avec les organes
musculaires qui, au moyen de leur liaison intime avec l'organe extérieur, forment l'instrument propre de tous nos
mouvements. Il doit donc arriver par
la connexion des nerfs de l'épine, avec
les intercostaux, que la contraction de
l'organe extérieur détermine *instantané-
ment*, & en proportion du dégré où elle
se fait, celle de toute la masse intestinale, qui par-là est portée plus fortement vers le diaphragme, selon le dégré
de cette contraction. Il est d'ailleurs
bien prouvé par la premiere observation rapportée à l'Article II. de ce Chapitre, que la contraction du diaphragme
produit nécessairement celle du méfen-
tere, qui alors éleve plus fortement
la masse intestinale, en augmentant
probablement son ressort; d'où il est aisé de juger que, lorsque ces parties, &
sur-tout la masse intestinale, ont été

long-temps portées au-delà de leur reffort, ou qu'étant déja dans un état de
vicieufe irritation, elles ont été mifes
dans un dégré d'effort qui a dû renouveller cette irritation, il eft difficile
qu'elles fe rétablifſent toutes dans l'ordre naturel de leur action refpective. On
voit par-là combien il eft dangéreux
de s'expofer à de violents efforts, ou
par un exercice extraordinaire, ou par
d'autres excès, lorfqu'on fe fent le corps
éloigné à un certain point de fa fou-
pleſſe naturelle, & que c'eft principalement dans l'eftomach & le canal inteftinal, que ce défaut de foupleffe fe
fait le plus remarquer. Que de maladies ne préviendroit-on pas, en fe ré-
glant exactement fur ce principe! Revenons au méchanifme de l'action mufculaire. C'eft donc par la contraction
fimultanée de la tête, du centre des
forces phréniques, de l'organe extérieur,
des mufcles du bas ventre & de la
maſſe inteftinale, qu'eft formé cet appui
central, fans lequel le corps ne fauroit

se mettre dans aucun état d'effort, pour se mouvoir fortement, ou pour vaincre quelque obstacle considérable ? On ne sauroit trouver autrement aucune proportion entre la résistance de l'obstacle & la force qui doit surmonter cette résistance.

Mais il faut encore considérer plus particuliérement l'ordre & les résultats du méchanisme de cette contraction. Il est certain que le balancement du diaphragme se raccourcit, à proportion que cet organe est mis dans une contraction extraordinaire ; toutes les parties relatives à l'action du diaphragme doivent donc acquérir un nouveau ressort par cet état de contraction. Ce ressort s'accroît en même temps par la plus forte action de la tête, qui en produisant l'augmentation de ressort du centre des forces phréniques, ne peut qu'entrer au même instant dans le même dégré de contraction ; & c'est ainsi que la tête devient un point d'appui propre à soutenir l'état d'effort que la contraction du diaphragme doit produire dans l'organe extérieur.

Quant aux voies intermédiaires de ces communications, on ne peut douter que ce ne soient celles que nous avons ci-devant établies, en déterminant l'exiftence & les communications des forces phréniques. En effet, peut - on révoquer en doute, que toutes les parties du corps vivant qui ne peuvent exercer leur action que par les efforts qu'elles font les unes fur les autres, ne dépendent effentiellement de l'ordre de leur liaifon générale & particuliere, & qu'elles ne doivent, par conféquent, être toujours confidérées dans un état d'effort refpectif. Il fuit de-là, que les nerfs qui font les principaux organes, par le moyen defquels ces divers efforts font déterminées, doivent d'abord être regardés comme autant de cordes tendues & fenfibles qui foutiennent le ton propre & relatif de tous les organes, & en même temps, comme les voies des déterminations particulieres d'action qu'ils y produifent eux-mêmes, felon les caufes qui déterminent leur propre action. Nous ferons voir, en traitant des effets des fenfations, comment la tête, confidérée comme un centre d'action, eft autant foutenue & déterminée par l'impreffion qu'elle reçoit des objets qui l'affectent, que le centre phrénique l'eft par le jeu de la refpiration. Nous établirons enfuite, comment l'action & la réaction mutuelle de ces deux centres fervent à maintenir leur reffort, & comment toutes les déterminations générales & particulieres d'action qui font produites dans le corps, dépendent abfolument des modifications de ces deux centres.

On voit-par-là, que les communications de l'action de la tête à la région des forces phréniques, ou de celle de cette région à la tête, doivent toujours fe faire prefque au même inftant que l'une de ces parties eft affectée, ou pour mieux dire, qu'elles ne le font jamais, indépendamment l'une de l'autre, l'autre, à moins que quelque obstacle ne s'y oppose : le plus ou le moins d'action de l'un de ces deux centres décide donc nécessairement du dégré d'action de l'autre. Ainsi, lorsque la tête est trop affectée par de vives sensations, ou qu'au contraire, elle manque d'objets qui l'affectent suffisamment, le centre phrénique acquiert au même instant les mêmes lésions qui arrivent à la tête; de même qu'à son tour, il affecte promptement la tête, selon le plus ou moins d'ébranlement ou d'irritation qu'il reçoit des causes particulieres de son action. Il est aisé de voir à présent comment les états de ces deux centres, toujours relatifs entr'eux, forment un double appui & un effort commun, pour contrebalancer l'organe externe.

ARTICLE V.

De l'état de Repos.

Ce que nous venons d'exposer nous conduit naturellement à donner une

idée claire & nette de l'état de repos
du corps vivant. Cet état ne peut être
que celui dans lequel le mouvement se
trouve reparti dans tout le corps, selon
la distribution la plus relative à la quantité déterminée d'action, dont chaque
organe doit jouir en conséquence de sa
fonction & de sa propre constitution ;
mais comme l'action qui constitue en
général le jeu de l'économie animale,
& en particulier celui des fonctions vitales, doit être nécessairement prise sur
les forces propres à chaque partie, il
en résulte que le corps vivant n'a jamais qu'un repos respectif, & que l'état
de son plus parfait repos n'est que celui où il n'y a d'autre action que celle
qui vient des mouvements libres, doux,
aisés des fonctions vitales.

Nous ferons voir, en traitant du sommeil, comment la force des parties intérieures doit s'accroître dans cet état
de repos, pendant lequel il n'y a dans
le corps d'autres déterminations d'action, que celles qui viennent du jeu

des fonctions vitales ; & c'est-là où nous rendrons en même temps raison des effets favorables ou nuisibles de cet état de repos pour les autres fonctions de l'économie animale. Nous établirons, en traitant de l'état de veille, comment elle sert à détourner l'action des parties intérieures vers l'organe externe, & nous examinerons les phénomenes principaux du mouvement renouvellé de cet organe, relativement à ces mêmes fonctions : enfin, nous ferons connoître par quelles raisons la succession du mouvement & du repos est une des causes principales de la durée de la vie.

CHAPITRE VI.

Du Sommeil & de la Veille.

LE méchanisme du sommeil & de la veille, & les causes déterminantes de ce méchanisme, ont des rapports essentiels avec ce que nous venons d'é-

tablir au fujet du mouvement & du repos. On peut même dire que les changements produits dans l'action des organes par le mouvement & le repos,
font la principale caufe déterminante
du fommeil & de la veille. Comme
nous n'avons que peu de fecours à
tirer des connoiffances Anatomiques,
pour développer clairement le méchanifme de ces deux fonctions, nous tâcherons d'y fuppléer par des voies d'a-
nalogie prifes de ce que nous avons
expofé fur les caufes déterminantes du
mouvement & du repos, & de ce que
nous établirons ailleurs fur les correfpondances de l'action de la tête, avec
celle de tous les autres organes. Nous
entrerons enfuite en un plus grand détail fur les phénomenes des caufes &
des effets du fommeil, & fur fon méchanifme propre; enfin, nous confidé-
rerons particuliérement le méchanifme
des effets produits par l'ufage bien ou
mal réglé du fommeil & de la veille.

ARTICLE. I.

Du peu de secours qu'il y a à tirer des connoissances Anatomiques, pour établir le méchanisme du sommeil.

Il paroît, en examinant de près les fonctions de l'économie animale, qu'il n'y en a aucune dont le méchanisme soit aussi difficile à expliquer, que celui du sommeil. D'abord l'Anatomie nous manque ici totalement; car les propriétés particulieres des organes, & tout ce qu'on peut savoir de la distribution des membranes, des nerfs, & des vaisseaux, n'apportent aucun jour pour l'intelligence d'une fonction qui ne consiste que dans un résultat périodique de l'action respective de tous les organes; & l'on sait bien que par l'examen particulier des propriétés des organes qui contribuent à cette fonction, il n'est pas possible de déterminer, ni même de présumer aucune voie d'enchaînement entre l'action propre de ces organes &

cet enfemble d'action qui conftitue le fommeil. Ainfi on eft abfolument ré-duit, pour établir ce méchanifme, à le déduire de la feule obfervation : tout le parti qu'on peut donc tirer ici des connoiffances Anatomiques, c'eft de montrer qu'elles n'apportent aucune con-trariété à cette obfervation. On peut prefque également fe plaindre de l'in-fuffifance des connoiffances Anatomi-ques, pour l'explication des autres fonc-tions principales de l'économie anima-le, étant bien certain, ainfi que nous croyons l'avoir fuffifamment établi, que la feule confidération de l'action pro-pre à chaque organe ne fauroit four-nir une idée des loix, fuivant lefquel-les les fonctions de l'économie animale font déterminées, & que, par confé-quent, l'obfervation eft le principal moyen, par lequel on puiffe parvenir à fe former une idée jufte du méchanifme de ces fonctions.

Au refte, comme nous n'avons pas le deffein d'épuifer une pareille difcufsion, nous nous bornerons à ce que nous avons établi ici, & en plusieurs endroits de cet ouvrage, pour la prérogative de l'observation sur tous les autres moyens d'éclaircir le méchanisme des fonctions du corps humain. Nous sommes pourtant bien éloignés de penser qu'on doive négliger les ressources qui peuvent se trouver dans les connoissances physiques ou anatomiques, soit pour mieux constater les faits établis par l'observation, soit pour résoudre les difficultés par lesquelles on croiroit pouvoir affoiblir les conséquences tirées de la combinaison de ces faits.

Nous pouvons ajouter à ces réflexions, qu'il se trouve, ainsi que nous allons le faire voir, un accord si juste entre l'observation de tous les faits relatifs au sommeil, & les principes que nous avons établis pour le jeu de l'économie animale, que c'est une nouvelle raison propre à écarter les difficultés qu'on pourroit faire sur l'existence de ces faits, ou contre les consé-

quences que l'on peut tirer de leur combinaison. Ainsi, quand même nous ne
ferions pas presque afsûrés par les raifons que nous avons expofées, que les
connoiffances Anatomiques ne fauroient
nous conduire à découvrir le méchanifme du fommeil; le rapport entre les
phénomenes du fommeil & nos principes, feroit tel que, tout au plus, il
ne faudroit s'enquérir à ce fujet des
faits Anatomiques, que pour y apporter une confirmation acceffoire, ou
pour faire voir qu'ils ne font contraires
en aucune maniere à cette obfervation;
& en effet, on peut avancer que les
faits conftatés par une obfervation attentive, & dont la combinaifon fe trouve bien juftifiée par fa conformité
avec l'hiftoire des caufes & des effets,
ne fauroit fe trouver en contrariété avec
les faits Anatomiques : ce qui prouve
encore plus, que ces connoiffances Anatomiques ne peuvent jamais être qu'un
préalable, ou un acceffoire aux recherches

ches qui doivent être faites par la voie de l'obſervation.

ARTICLE II.

Des phénomenes, des cauſes & des effets du Sommeil.

Venons à l'expoſition des phénomenes qui annoncent & qui accompagnent le ſommeil, & à celle des cauſes qui le procurent : nous examinerons enſuite les effets qu'il produit. Le ſommeil s'annonce par la difficulté des mouvements volontaires, & par la diminution de tout ſentiment ; la tête s'appeſantit & devient mal aſſûrée ; les yeux ſe ferment ; enfin, le corps chancelle, & il tomberoit, s'il n'étoit couché, ou ſuffiſamment appuyé : bientôt le ſommeil devient profond, la reſpiration plus forte & plus égale ; & ce même changement qui arrive dans le jeu de la reſpiration, arrive auſſi dans le mouvement du coeur : voilà les principaux phénomenes du ſommeil. Perfonne n'ignore que le fommeil eft non-feulement provoqué par la fatigue du corps, mais encore par la préfence des aliments dans l'eftomach, & par les changements que les boiffons fpiritueu-fes, ou l'ufage des narcotiques lui font éprouver. On fait encore, qu'il arrive fouvent que les narcotiques ne font pas le moyen le plus fûr pour provoquer le fommeil, & qu'il n'eft pas rare de voir qu'on y réuffit mieux par des boif-fous aigrelettes ou adouciffantes : c'eft ce qu'on obferve en général dans les cas où le corps fe trouve échauffé à un certain point. On fait enfin, que les enfants, & les perfonnes chargées d'embonpoint dorment plus facilement & plus long-temps que ne font les adul-tes & les perfonnes maigres. Voilà les caufes ordinaires du fommeil.

Lorfque le fommeil n'eft produit que par des caufes naturelles, & que fa du-rée eft proportionnée aux befoins du corps, il en rétablit les forces, il le rend plus agile & plus difpos; & il donne une nouvelle action à tous les organes des sens ; mais si le sommeil est porté à l'excès, ou, s'il est produit par des causes vicieuses ; le corps est appesanti, les sens sont moins vifs, moins actifs ; & si on se fait une habitude de ce sommeil excessif, les sens perdent de plus en plus de leur activité, le corps engraisse, s'amollit, & devient par - là moins propre à ses fonctions ordinaires. C'est-là ce qu'il y a principalement à considérer pour les effets du sommeil.

ARTICLE III.

Du méchanisme du Sommeil.

Il s'agit à présent d'établir un méchanisme du sommeil, qui réponde exactement à l'exposition que nous venons de faire de ses phénomenes, de ses causes & de ses effets ; qui fasse connoître comment les causes éloignées du sommeil peuvent l'occasionner ; & comment il produit lui-même les effets qui lui sont propres.

On s'est accordé jusqu'à présent à regarder le sommeil, comme un relâchement des nerfs produit par la compression du cerveau, & l'on a cru que le
cerveau ne pouvoit manquer d'être comprimé par l'engorgement de ses vaisseaux sanguins. On regarde cet engorgement comme presqu'inséparable d'un
certain dégré de fatigue du corps, qui
est censé produire de l'inégalité dans la
circulation, ou d'un certain dégré de
raréfaction du sang qu'on attribue à
l'effet des narcotiques, ou d'un usage
excessif de boissons spiritueuses. On s'est
assûré des effets de la compression du
cerveau, par l'expérience qu'on a été
à portée de faire sur une personne dont
le crâne étoit ouvert, & qui s'endor-
moit promptement, dès qu'on lui pres-
soit le cerveau. Pour tirer parti de cette
expérience, il a fallu chercher des
causes propres à produire dans l'état
naturel, l'équivalent d'une telle compression ; & on s'est fixé à croire qu'on
ne pouvoit mieux déduire cet équiva-

lent, que de l'engorgement qu'on prétend devoir se faire dans les vaisseaux
du cerveau, lorsque le corps étant fatigué à un certain point, la circulation
ne peut plus se faire également dans
toutes les autres parties. Mais, pour
pouvoir admettre cette explication,
a-t-on suffisamment réfléchi sur toutes
les difficultés qu'on y peut faire, prises
de la multitude des cas où l'on voit la
raréfaction du sang produire des effets
entiérement opposés à ceux de cette
prétendue compression ? Comment a-
t-on pu s'afsûrer que l'engorgement des
vaisseaux sanguins pouvoit comprimer
le cerveau d'une maniere qui répondît
à l'effet de la compression faite avec le
doigt ? Où est le moyen de croire que
cet engorgement, dont on ne sauroit
limiter la durée, ne produiroit pas plûtôt un état de maladie, que l'exercice
réglé d'une fonction naturelle ? Mais,
quand même cet engorgement existeroit, tel qu'on le suppose, n'est-il pas
probable, qu'au lieu de causer la pré-

tendue compreſſion qu'on en déduit,
il ne devroit produire au contraire qu'u-
ne augmentation de forces, puiſqu'on
ne peut douter que toute cauſe d'irritation ne ſoit néceſſairement une cauſe
d'action? Or, il eſt certain, par tout ce
qu'on connoît de l'action muſculaire &
de l'action tonique propre de tous les
organes, que le dégré d'irritation &
celui de contraction s'accroiſſent mutuellement : il n'eſt pas moins certain,
que le gonflement des vaiſſeaux ſanguins
du cerveau, comme de ceux des autres
parties, eſt une cauſe bien réelle d'irritation, qui doit néceſſairement augmenter le reſſort de ces vaiſſeaux, &
celui de la Pie-mere, & qu'ainſi l'en-
gourdiſſement qu'on en fait réſulter
pour la ſubſtance du cerveau, n'eſt
qu'une ſuppoſition dénuée de vraiſem-
blance. Il s'enſuit donc, que bien loin
de pouvoir attribuer la compreſſion du
cerveau au gonflement de ſes vaiſſeaux
ſanguins, il en réſulteroit au contraire,
que le cerveau ne ſe trouveroit jamais

plus tendu & plus actif, que dans le temps où ses vaisseaux sanguins seroient les plus gonflés.

Venons à l'explication du méchanisme du sommeil. La tête & le centre des forces phréniques faisant, comme nous le prouverons encore plus clairement en son lieu, un point d'appui général contrebalancé par l'effort de toutes les autres parties organiques, forment donc la source de toute l'action du corps : les modifications particulieres de l'action de ce centre commun, doivent donc être les causes déterminantes de l'action de toutes les autres parties. Comme l'existence de cet ordre d'action ne peut, ainsi que nous l'avons particuliérement remarqué, être bien établie que par le secours de l'observation, & que l'enchaînement des observations propres à constater cet ordre, trouvera mieux sa place à l'Article *des Passions*, nous nous contenterons de rappeller ici une exposition déja faite, & d'en déduire les

X iiij

conféquences qui en doivent naturellement réfulter.

Nous avons fait voir affez clairement
au Chapitre qui traite du *Mouvement &*
du Repos, que ces deux états oppofés ar-
rivoient fucceffivement au corps, fans aucun accroiffement, ni aucune diminution
réelle d'action, & que leurs caufes n'é-
toient que des changements refpectifs dans
la diftribution du mouvement des parties; d'où il eft aifé de comprendre, que
toutes les caufes qui operent une détermination particuliere d'action vers
quelque partie, ne peuvent que produire en même temps dans les organes,
qui font les voies de communication
avec les parties où l'action doit s'accroître, des changements relatifs à ces
déterminations. Ainfi, les parties vers
lefquelles l'action fe trouve déterminée
pendant trop long-temps, doivent enfin, à force d'avoir reçu de nouvelles
modifications, n'être plus fufceptibles
de mouvement, ni en état d'en fournir; de-là on peut facilement juger que

l'état de veille doit attirer conſtamment
pendant ſa durée, plus ou moins d'action vers l'organe extérieur, ſelon les
mouvements qu'on ſe donne, & qu'il
doit s'établir dans cet organe, ainſi
que dans ſes voies de correſpondance
avec les autres parties, des changements proportionnés à la quantité de
forces qui y ſont portées pour l'exercice
qu'on fait alors.

Il ſuit de-là, que lorſque par une
certaine durée de veille & de mouvement, ou par d'autres cauſes qui ne
ſont pas dans l'ordre naturel, l'organe
extérieur approche davantage de ſon
dernier point de ſuſceptibilité & d'emploi d'action, il oppoſe alors une plus
forte réſiſtance à l'action qui lui vient
de nouveau du cerveau & du centre
phrénique. L'action doit donc s'accroître dans ces deux centres, à la même
proportion que l'organe extérieur ne la
reçoit plus ; ainſi ces deux centres doivent acquérir un état de tenſion proportionnée à la quantité d'action qui y

est retenue. Il doit donc arriver, en conséquence de ce surcroît de tension, que les oscillations de ces deux centres principaux diminuent en proportion de cette nouvelle cause de tension & de la nouvelle résistance qu'ils se font réciproquement. On voit par-là, que selon que leur balancement est moins effectif sur les parties qu'ils ont à déprimer, ces parties doivent, en même proportion, se tendre, se gonfler, & opposer par-là plus de résistance à l'action de ces deux centres.

C'est ici qu'il *s'agit* d'examiner avec attention une autre cause plus essentielle du méchanisme du sommeil, & d'autant plus remarquable, qu'elle doit être censée en état de déterminer seule ce méchanisme; puisqu'on ne peut douter, d'après une exacte observation, que souvent elle ne le produise indépendamment des dispositions de l'organe extérieur. Mais ce qui mérite encore plus d'attention, c'est que le méchanisme de cette cause étant bien approfondi, on en déduit solidement, comme nous cherchons à le prouver dans tout cet ouvrage, des principes qui forment les vrais fondements de l'Art.

Cette cause consiste dans l'augmentation de ressort qui arrive nécessairement à la masse intestinale, dont l'effort est, ainsi que nous allons le faire voir, beaucoup plus considérable dans l'état de veille, que dans celui de sommeil, & principalement dans les mouvements violents ou extraordinaires du corps, pour lesquels les forces du diaphragme & de l'organe extérieur ont besoin d'une plus forte réaction de la part des organes qui les contrebalancent. Ce ressort s'accroît aussi plus ou moins, selon les différentes manieres de vivre, & selon les divers dégrés d'irritation que la masse intestinale reçoit, au moyen de ses connexions avec l'organe extérieur.

Il ne paroît pas nécessaire d'entrer dans un plus grand détail, pour établir que cette masse diversement tendue, soit dans l'état naturel, soit dans l'état de maladie, doit s'appliquer plus ou moins intime- ment, & plus ou moins complétement au diaphragme, & qu'en cet état elle lui résiste plus qu'elle ne le fait par son ressort ordinaire. Ce que la masse in- testinale opere contre le diaphragme, le diaphragme doit l'opérer au même instant sur le cerveau : le cerveau ne peut donc que recevoir une espece d'irritation générale, qui doit lui ve- nir beaucoup plus de la réaction du diaphragme, que de la résistance de l'organe extérieur. Il est certain, qu'à proportion que le cerveau est irrité, il doit se gonfler à peu près, comme un muscle qui se met en contraction, & s'appliquer plus intimement par ses par- ties supérieures, soit à la dure - mere, soit aux parties osseuses qui le contien- nent; c'est par - là vraisemblablement, qu'il vient à être comprimé au point de produire le sommeil, puisque cette com- pression ne peut manquer d'intercepter d'autant plus les voies de communication de l'action de la tête avec l'organe extérieur, que son état de fatigue les rendoit déja plus languissants. Cet organe privé par-là d'un renouvellement d'action qui, à raison de sa position, de sa conformation & de son étendue, lui est plus nécessaire qu'aux parties internes, doit donc tomber dans l'état d'engourdissement où il se trouve au commencement du sommeil ; & cet engourdissement ne peut manquer d'être promptement suivi d'un relâchement considérable dans la masse intestinale, dont le ressort dépend beaucoup de celui de l'organe extérieur. Il faut remarquer encore, qu'à proportion que la masse intestinale manque d'action, ses courbures, sur-tout celle du colon, qui font autant de points d'appui, par lesquels il est probable que le jeu intestinal doit principalement se soutenir, deviennent moins propres à leur usage.

C'est par cet ordre que le ressort des intestins doit diminuer en proportion de l'inaction de l'organe externe, &

que toute l'action du corps, qu'on doit
regarder comme presque concentrée dans
le diaphragme & dans le cerveau, pendant le temps de la disposition au sommeil, ne peut que déprimer la masse
intestinale, selon la diminution de sa
résistance, & selon l'impossibilité de se
répandre ailleurs. L'action du diaphragme s'accroît alors, à proportion que ses
oscillations deviennent plus libres, mais
sans faire cependant cesser le gonflement
du cerveau ; car quoique l'action se répan-
de plus facilement & plus abondamment
vers les organes intérieurs, ce n'est
pourtant pas-là un emploi proportionné
à la quantité d'action que l'organe extérieur n'est plus en état de recevoir.
Ainsi le cerveau est en état d'augmenter
de beaucoup l'action des parties internes, & en même temps de conserver
assez de forces pour se soutenir un certain temps dans l'état de gonflement
qui le fait comprimer ; mais le cerveau
& le diaphragme ne sauroient être dans
cet état de tension, sans qu'il en ré-

fulte un changement proportionné dans l'action de leurs vaiffeaux, principalement des veines : ce qui fait préfumer avec raifon, que les engorgements veineux qu'on trouve dans l'ouverture des fujets morts d'une maladie foporeufe, ne font que l'effet, & non la caufe du méchanifme du fommeil. Par-là on explique facilement, pourquoi le mouvement du cœur & de la refpiration eft de beaucoup plus fort dans le fommeil, que dans la veille, & pourquoi la furabondance d'action employée dans l'état de fommeil aux fonctions vitales, doit enfin produire dans les organes de ces fonctions, le même complément de nouvelles modifications qui arrive à l'organe extérieur par la durée de la veille. Il eft donc aifé de concevoir, que les organes internes parvenus par la durée du fommeil à une furcharge, & par-là à une *infufceptibilité* de nouvelle action, ne peuvent que réfifter au mouvement qui continue de s'y porter; & l'effet naturel de cette réfiftance de

la part des organes internes, est que
l'action dont ils ne sont plus susceptibles, prenne son cours vers l'organe
extérieur, qui par les effets du sommeil est devenu propre à la recevoir.
C'est-là probablement le méchanisme
du réveil, & en même temps l'explication des causes successives du sommeil & de la veille, ainsi que de leurs
phénomenes & de leurs effets, & de
toutes leurs causes occasionnelles, soit
naturelles, soit artificielles. Il est néanmoins à propos de faire l'application de
ces principes à quelques-uns des effets les
plus notables du sommeil & de la veille,
ainsi que du mouvement & du repos.

ARTICLE IV.

Du méchanisme des effets du Sommeil &
de la Veille.

Les principales questions qui soient à
faire sur les effets du sommeil & de la
veille, ou du repos & du mouvement,
sont, de savoir, lequel des deux convient
le

le mieux pendant la digestion, ou du repos & du sommeil, ou du mouvement & de la veille. Il faut encore examiner laquelle des deux habitudes est préférable, ou celle d'une vie tranquille avec peu de sommeil, ou d'une vie fort exercée avec un sommeil proportionné à cet exercice. Il y auroit même d'autres questions à faire sur les divers dégrés convenables d'exercice & de repos, de sommeil & de veille, relativement aux diverses complexions & aux divers états particuliers du corps; & la solution de ces questions renfermeroit à peu près les diverses regles que l'on peut prescrire sur les habitudes de sommeil & d'exercice qu'il convient à chacun de se former selon son état & sa maniere de vivre. Mais comme nous avons déja observé que la plûpart des effets des choses non-naturelles tiennent si essentiellement à l'ensemble d'action de ces causes, qu'il est impossible d'entrer en explication sur le méchanisme de ces effets, sans avoir préalablement déter-

miné l'action des causes qui concourent
à les produire, nous nous contenterons de faire ici quelques remarques
générales, pour donner d'avance une
idée de la solution propre aux questions
que nous venons de proposer.

Comme le ressort de toute la masse
intestinale dépend beaucoup de celui de l'organe extérieur, & que par
conséquent, le dégré d'action de ces
parties doit se régler nécessairement sur
leur état respectif, il est aisé de juger
que l'état de sommeil sera plus favorable à la digestion dans tous les cas où
l'organe extérieur ne se trouvera pas en
état de réagir suffisamment sur les parties internes, soit que ce soit par un
excès de fatigue, ou pour mieux dire,
de la vicieuse tension qu'un travail excessif du corps ne peut manquer d'y
produire; soit par la trop grande diversion de forces qui doit résulter nécessairement d'une contention d'esprit trop
forte ou trop constante : car cet organe est alors privé de son action, en

même proportion qu'elle est retenue pour soutenir les opérations de l'esprit.

C'est par une suite de ce méchanisme, qu'on voit les gens qui vivent dans des travaux pénibles, les enfants qui font dans un mouvement continuel, les mélancoliques, ou ceux qui sont constamment occupés de quelque sujet qui les affecte vivement, s'endormir naturellement pendant le travail de la digestion, & s'en bien trouver. Tout cela prouve assez manifestement, que l'action du diaphragme d'autant plus accrue par l'état du sommeil, que l'organe extérieur est moins en état d'attirer cette action, suppléée dans le méchanisme de la digestion à celle de cet organe. Les personnes au contraire, dont la constitution & le genre de vie font tels, que l'organe extérieur jouit à peu près de l'activité qu'il doit avoir naturellement, & par conséquent, de la disposition d'en attirer, à proportion de l'emploi qu'il en fait, se trouvent mieux de l'état de veille, pendant qu'ils dige-

rent, parce que tous les organes internes, & fur-tout ceux qui contribuent
plus immédiatement au méchanifme de
la digeftion, ont befoin d'être foutenus
par l'action de l'organe extérieur, à la
même proportion qu'il eft en état d'en
fournir. C'eft par cette raifon, que les
perfonnes qui, à caufe de leur état
d'embonpoint, ou d'autres caufes particulieres, ont habituellement l'organe extérieur comme engourdi, & incapable
par-là de réagir convenablement fur les
organes de la digeftion, ont pendant le
temps qu'elle fe fait, un penchant invincible au fommeil, dont par cette
raifon il arrive fouvent qu'ils fe font
une habitude.

Quant à la maniere dont il faut régler le fommeil & la veille, le mouvement & le repos, ainfi qu'aux regles particulieres qu'il faudroit établir relativement aux divers états où le corps peut fe
trouver, on voit aifément comment les
raifons de ces regles générales & particulieres doivent naître de l'explication
que nous venons de donner.

CHAPITRE VII.

Des Sécrétions & des Excrétions.

L'Ordre des sécrétions & des excrétions paroît tellement dépendre de celui de l'action générale du corps, qu'il ne s'agit presque, pour constater clairement le méchanisme de ces fonctions, que d'y appliquer tout ce que nous avons établi sur les loix d'action de l'économie animale, principalement, sur une partie des causes déterminantes de cette action, & sur le méchanisme des effets de ces causes. Il est évident, & c'est une vérité généralement reçue, que les liqueurs obéissent aux déterminations du mouvement des parties qui les contiennent, & que par cette raison, les liqueurs doivent toujours se porter en plus grande abondance vers les endroits où l'action du corps est plus vivement déterminée. Il suit de cet exposé, que l'examen des effets nécessairement

produits par le méchanisme de la digestion sur la plûpart des organes sécrétoires & excrétoires, nous donnera naturellement la théorie de l'ordre & du
méchanisme des sécrétions & des excrétions; mais comme il y en a quelques-unes, telles que l'excrétion des
regles, la sécrétion du lait & l'excrétion de la liqueur séminale, dont les
loix ne paroissent pas dépendre directement des suites du méchanisme de la
digestion, nous chercherons à faire
connoître ce que leur méchanisme a de
particulier, ainsi que les causes générales d'exception qu'il peut y avoir dans
l'ordre naturel des mouvements sécrétoires & excrétoires. Nous ferons en-
forte de développer cet ordre, de maniere, que les conséquences qui en ré-
fulteront, puissent s'appliquer aussi naturellement à l'état de maladie, qu'à
l'état de santé, & que par conséquent,
les Praticiens puissent y puiser de sûres
indications, & régler en partie là-dessus
les diverses méthodes de traitement.

A R T I C L E   I.

Rapport de l'ordre des sécrétions & des excrétions avec l'économie de l'action générale du corps.

Le méchanisme des sécrétions & des excrétions tient de si près aux divers effets des causes qui font le soutien de la vie, qu'il ne s'agit, pour le constater suffisamment, que de considérer l'action de la plûpart des organes sécrétoires, suivant ce que nous avons exposé du méchanisme des principaux effets de ces causes. On verra, en examinant de près les causes qui paroissent déterminer les mouvements de la plûpart des organes sécrétoires, que ces mouvements dépendent de la marche générale de l'action qui se répand successivement des parties internes du corps, aux externes, & des externes aux internes ; en sorte donc que pour établir le méchanisme particulier de chaque sécrétion, il ne sera point nécessaire de chercher d'autres

cauſes propres à déterminer l'action des
organes ſécrétoires, que celles qui ſont
néceſſairemeut produites par la marche
générale de l'action du corps, & celles
qui doivent naître en même temps de la
conſtitution propre de chaque organe.
Il eſt probable que cette conſtitution
rend chaque organe propre à ſa fonction, comme la conſtitution d'un muſ-
cle le rend capable du mouvement muſculaire , & comme la diſpoſition d'un
des organes des ſens le rend propre à
une ſenſation particuliere ; d'où il réſulte que l'ouvrage des ſécrétions n'eſt
au fond que l'effet des divers courants
d'action qui apportent néceſſairement
une ſurabondance de liqueurs aux organes ſécrétoires, & qui déterminent en
même temps une action particuliere dans
ces organes, ſelon la conſtitution qui
leur eſt propre. C'eſt ainſi que l'ordre
des ſécrétions dépend des cauſes générales de l'action du corps & de l'exercice des fonctions que ces cauſes doivent conſtamment produire, lorſque le
corps

corps n'eſt pas éloigné à un certain point de ſon état naturel.

Auſſi obſerve-t-on que la plus grande partie des ſécrétions & des excrétions qui ſe font dans les organes internes, s'exécutent dans les premiers temps de la digeſtion, c'eſt-à-dire, lorſque l'action générale du corps eſt déterminée vers l'eſtomach, ou que, l'ouvrage de la digeſtion étant aſſez avancé, elle ſe déploye vers le canal inteſtinal, & en même temps vers toutes les parties du corps. Nous allons tâcher de mieux éclaircir le rapport qu'il y a entre le méchaniſme de la digeſtion, & celui des ſécrétions & des excrétions, en faiſant voir à quel point le méchaniſme des mouvements ſécrétoires & excrétoires peut être comparé avec celui de la digeſtion & de l'excrétion des matieres fécales.

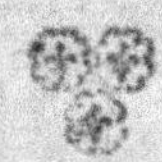

ARTICLE II.

Du méchanisme de l'excrétion des Matieres Fécales.

Les parties les plus grossieres des aliments, dont tous les sucs chyleux ont été extraits par le travail de la digestion, sont portées dans les intestins grêles, & de-là dans les gros, à proportion que les mouvements s'étendent de l'estomach dans le canal intestinal. Ces parties grossieres parviennent peu à peu au dernier des gros intestins ; & lorsqu'elles y sont accumulées à un certain point, elles forment par leur masse & par leur irritation un obstacle à la liberté des mouvements du canal intestinal : alors il se fait nécessairement une réaction extraordinaire sur le centre des forces phréniques, qui en sont excitées au point de vaincre la résistance de cette cause de réaction. C'est ainsi probablement, que s'exécute le méchanisme de cette excrétion ; ce méchanisme n'est

donc qu'un changement dans l'ordre &
le dégré de l'action des fibres intestinales, que l'irritation des matieres accumulées dans le rectum, & la réaction
du centre des forces phréniques excitée
par cette irritation ne peuvent manquer
de produire. On voit par-là, que lorfque l'action des intestins trouve un obftacle trop difficile à vaincre, pour pouvoir s'étendre felon fa détermination,
il doit fe former à l'endroit de cet obftacle un état de tension & de fensibi-
lité qui s'accroît plus ou moins, felon
le dégré de la caufe qui le produit, &
felon la difposition des parties affectées : ainfi le cours des ofcillations des
fibres inteftinales doit fe trouver intercepté, & plus ou moins raccourci, felon l'endroit où cet obftacle s'eft formé. On peut facilement comprendre
par-là quels font les accidents qu'il y
a à craindre, lorfqu'on n'a point, à temps,
la précaution de diminuer la quantité,
ou de fufpendre, s'il le faut, l'ufage
des aliments ordinaires, qui ne pourroient

qu'aggraver ce vice, en renouvellant mal-à-propos l'action inteſtinale. C'eſt probablement ainſi que cet obſtacle forme la cauſe principale des dévoiements, ſoit dans l'état de maladie, ſoit dans les légeres altérations de l'état de ſanté. Il ſuit de-là, que ce qu'on prend ſouvent pour un état de relâchement, n'eſt au contraire qu'un état de vicieuſe tenſion, qui, en empêchant le progrès ordinaire de l'action inteſtinale, ne peut, ſur-tout avec le concours des cauſes propres à renouveller mal-à-propos cette action, que la rendre tumultueuſe.

Cet expoſé prouve aſſez clairement que l'on peut comparer, comme l'ont fait quelques fameux Anatomiſtes, chaque organe ſécrétoire avec le canal inteſtinal. Le mouvement ſe porte peu à peu vers ces organes, il y dirige un ſurcroît de liqueurs qui y ſont plus ou moins travaillées, & retenues ſelon la conſtitution de chacun de ces organes, & enfin, l'excrétion ſe fait par un complément d'irritation néceſſairement produit par l'augmentation du volume des liqueurs qui y sont contenues, & par le surcroît d'action que la durée de cet état d'irritation ne peut manquer de lui attirer.

ARTICLE III.

Des effets du méchanisme de la digestion sur les organes sécrétoires.

Examinons d'abord les sécrétions qui paroissent immédiatement déterminées par le méchanisme de la digestion. Les glandes salivaires sont excitées, & elles séparent une plus grande quantité de liqueur, à proportion que la faim approche, ou que les organes de la digestion se mettent en jeu. Cette sécrétion devient plus considérable par l'action qui résulte du mouvement des mâchoires & des diverses sensations que les aliments produisent dans la bouche.

Lorsque les aliments sont disposés par le travail de la digestion à être déterminés vers le canal intestinal, & que

par conséquent l'action se trouve moins
retenue dans l'estomach par la moindre
irritation des aliments ainsi changés,
cette action, comme nous l'avons remarqué, est nécessairement déterminée à
se répandre dans les intestins & dans
les organes les plus voisins, & par-là
elle augmente l'action des forces phréniques & l'irritation des nerfs des visceres. Le foie & le pancreas doivent
participer à ces mouvements, & acquérir un surcroît d'action qui, après y avoir
entraîné une surabondance de liqueurs,
contribue ensuite par sa durée au complément d'irritation qui produit le mouvement excrétoire. On voit par-là le
méchanisme qui doit déterminer les sécrétions & les excrétions dans tous les
couloirs. Il est vrai qu'il y en a quelques-unes, comme la sécrétion & l'excrétion des urines, de la transpiration,
des regles, du lait & de la liqueur séminale, qui semblent d'abord s'écarter
de l'ordre de toutes les autres; mais
nous allons faire voir, qu'en considé-

rant de près celles de l'urine & de la transpiration, elles rentrent naturellement dans cet ordre. Nous éclaircirons ensuite, par les résultats de notre plan, ce qu'a de particulier le méchanisme de l'excrétion des regles, celui du lait, & celui de la liqueur séminale.

ARTICLE IV.

Du méchanisme de l'excrétion de l'urine & de la transpiration.

L'urine vient de deux sources principales, savoir des reins & de toute la masse intestinale. Plus on examine de près la grande quantité de rosée aqueuse dans laquelle nage toujours cette masse intestinale, plus on a lieu de croire qu'une partie de cette vapeur aqueuse ne peut qu'être repompée par la vessie, qui, comme on le sait par des expériences réitérées, a certainement cette propriété; d'où il est permis de conclure, que la quantité d'urine qui se sépare par les reins, augmentée sans doute

par l'action qui s'y porte dans le progrès de la digestion, est peu de chose
en comparaison de celle qui est absor-
bée par l'action propre de la vessie. Or
il est certain qu'à mesure que les aliments avancent dans le canal intestinal, ce canal doit augmenter en mouvement & en diametre, & que c'est
dans ce temps-là que les voies des intestins par où la plus grande partie du
liquide doit s'échapper, deviennent plus
perméables. On peut juger aussi, d'a-
près l'exacte observation, & les conséquences du méchanisme que nous venons d'établir, que la vessie entre
alors dans un mouvement plus considérable : ce qui fait facilement voir
quels sont les temps où la sécrétion
de l'urine doit être plus abondante, &
à quel point le méchanisme de cette
sécrétion est comparable à celui de
toutes les autres.

Quant à la transpiration, on observe
qu'elle est plus abondante sur la fin de
la digestion, c'est-à-dire, lorsque les

humeurs font portées plus abondamment à la circonférence du corps par la
détermination de l'action générale vers
l'organe extérieur. On voit fouvent la
peau fe bouffir & rougir en ce temps là;
ce qui eft une preuve certaine qu'elle
fe met en jeu, & qu'elle agit à fon
tour comme les autres organes fécrétoires. Mais cette action de la peau eft
mieux prouvée par les phénomenes de
la fueur, que par ceux de la tranfpiration : ces deux excrétions fe font par
le même organe, quoique d'une maniere très-différente. On ne peut confidérer la tranfpiration que comme une
forte d'évaporation continuelle qui fe
fait à travers les pores & les interflices
de toutes les parties du corps; c'eft une
rofée qui pénetre indifféremment tout,
& qui s'échappe par-tout en baignant
les parties qui lui donnent paffage : il
paroît au contraire que la fueur a des
voies particulieres, & il eft probable
que ce font celles par où fe féparent
les liqueurs graffes qui fervent à enduire

la peau. Au reste, il est certain que la
transpiration se fait beaucoup plus aisément, lorsque la peau est devenue plus
souple & plus perméable par les courants réguliers & bien proportionnés
d'action qui viennent y aboutir, c'est-
à-dire, lorsque le progrès de la digestion n'a pas été intercepté par quelque
obstacle considérable. On voit par-là
quelle doit être, en général, la régula-
rité des mouvements propres aux sécrétions & aux excrétions dans l'état
de santé, & combien cet ordre doit dépendre des changements produits dans
l'action générale du corps par le méchanisme de la digestion.

Mais il nous reste une réflexion importante à faire au sujet du méchanisme
de la transpiration. On observe, ainsi
que nous l'avons remarqué, que c'est
vers la fin de la digestion que la transpiration augmente : on observe aussi
qu'il y a toujours des rapports notables
entre la quantité des urines & celles de
la transpiration, de maniere que, lors-

que les urines abondent, la tranſpiration diminue, & réciproquement la
tranſpiration augmente à proportion de
la diminution des urines, à moins qu'il
ne ſurvienne des obſtacles à cette viciſ-
ſitude. Ces conſidérations jointes à
beaucoup d'autres qu'il eſt inutile de
rapporter ici, montrent aſſez que cette
roſée aqueuſe répandue dans toutes les
cavités du corps & dans tous les interſ-
tices de ſes parties, fait la matiere commune de la tranſpiration & de la plus
grande partie des urines; & il paroît
preſque certain, que le tiſſu cellulaire qui
embraſſe & pénétre toutes les parties
du corps, & qui en tapiſſe toutes les
cavités, ſouple, ſpongieux & actif comme il l'eſt, eſt l'organe le plus propre à
exécuter tout ce qu'on conçoit devoir
ſe faire néceſſairement pour le jeu général de la tranſpiration. C'eſt par - là
ſeulement qu'il eſt poſſible de parvenir
à ſe former une idée claire & conforme
à l'obſervation de la cauſe de l'hydro-
piſie. On voit évidemment que, lorſque

par quelque vice capable d'intercepter l'action de la vessie & des voies de la transpiration, cette vapeur aqueuse qui baigne constamment tous les visceres, ne pourra point être reprise par ses voies de sécrétion & d'excrétion ; elle ne pourra, en devenant trop abondante, que former un amas d'eau plus ou moins considérable, selon le dégré du vice qui en empêche l'évacuation. Cette théorie des hydropisies s'accorde exactement avec tous les faits observés sur cette maladie par les Praticiens, ainsi qu'avec toutes les loix de l'économie animale.

Il faut encore faire quelques réflexions sur les changements qu'on observe dans les urines, lorsque les entrailles sont dans un état de simple disposition spasmodique. Les urines en cet état sont abondantes & limpides, on les appelle urines crues ; on observe au contraire, que vers la fin de cet état spasmodique, l'urine s'épaissit & se charge au point, de devenir quelquefois très-trouble.

On ne peut douter que les entrailles étant dans un état convulfif, le canal inteftinal & la veffie, moins en état par leur conftitution que les autres parties contenues dans le bas ventre, de réfifter à cette action extraordinaire, ne foient plus violemment diftendus, & que par conféquent, le cours de leur action naturelle ne fe trouve plus interrompu, qu'il ne l'eft dans les autres parties, fi on en excepte les voies de la tranfpiration. Les voies de fécrétion de la rofée aqueufe qui fe trouvent dans tout le canal inteftinal & dans la veffie, doivent donc alors être plus refferrées, & par cette raifon, l'action naturelle de ces organes fe concentre davantage, & fe rend par - là plus *fécrétoire*; bien entendu que ce refferrement ne foit point à un dégré affez confidérable pour fufpendre l'activité de ces voies de fécrétion : c'eft - là probablement le méchanifme qui rend les urines abondantes & limpides. Mais fi cette tenfion vient à s'accroître au point d'ex-

céder la foupplefſe de ces parties, elle
devient une cauſe d'irritation, qui, ſelon le dégré où elle ſe trouve, doit
produire un reſſerrement plus conſidérable, & diminuer de beaucoup la ſécrétion des urines, ou même la ſup-
primer totalement; à meſure que ces
organes reviennent à leur foupplefſe naturelle, la ſécrétion des urines ſe rétablit dans une quantité à peu près juſ-
te, & elles ſe filtrent avec aſſez de facilité, pour entraîner les matieres épaiſ-
ſes dont elles ſont ordinairement chargées; ces matieres doivent être plus
ou moins abondantes, ſelon qu'elles
ont été retenues plus ou moins long-
temps. On peut facilement découvrir
par ce méchaniſme, quelles ſont les raiſons des changements qui arrivent aux
urines dans les divers états de maladie,
& on y peut aſſeoir ſolidement le jugement que l'on doit porter de ces
changements, par rapport aux criſes.

ARTICLE V.

Du méchanisme de l'excrétion des Regles,
& de la sécrétion du Lait.

Lorsque la matrice est parvenue à son dernier point d'accroissement, & qu'ainsi elle n'a plus à employer pour cet accroissement une partie de l'action considérable qu'elle reçoit ; d'ailleurs spongieuse, vasculeuse & active comme elle l'est, & n'étant point assujettie, ainsi que les autres organes, à des fonctions journalieres qui font l'emploi, & pour ainsi dire, le débouché du renouvellement d'action qui leur vient chaque jour, elle ne peut, par toutes ces raisons, que demeurer chargée d'une partie du mouvement qu'elle ne cesse de recevoir. D'ailleurs, il est aisé de se convaincre que cet organe a une correspondance plus intime avec le centre des forces phréniques, qu'aucun des autres visceres contenus dans le bas ventre. La seule considération de ce qui se passe dans la groſſeſſe & dans l'accouchement, conſtate aſſez le dégré de cette correſpondance; il réſulte de-là, que l'action de cet organe ſur le centre des forces phréniques exigeant de la part de ce centre une réaction proportionnée, il faut néceſſairement que les femmes ayent un beſoin plus conſtant & plus conſidérable que ne l'ont les hommes, de renouveller par des ſenſations l'action de ce centre ; & il eſt fort à préſumer, que par la même raiſon que la matrice forme la néceſſité d'une plus vive & plus conſtante réaction de la part des forces phréniques, elle eſt auſſi la principale cauſe de la différence de complexion qui ſe trouve entre les deux ſexes, & de tous les effets qui, dans le phyſique & dans le moral réſultent de cette différence; d'où il faudroit conclure, que le plus ou moins de réſiſtance à l'action des forces phréniques, eſt la premiere cauſe phyſique qui produit le caractere diſtinctif des deux ſexes, ce qui en effet, n'eſt pas moins conforme à

l'obſervation

l'obſervation, qu'aux loix de l'économie animale que nous avons établies. Il étoit à propos de remarquer ici ce rapport intime de la matrice avec la région diaphragmatique, puiſqu'il eſt une partie eſſentielle du méchaniſme qui produit les regles & leur excrétion. La matrice n'ayant donc point pour l'emploi de l'action qu'elle reçoit, un mouvement excrétoire journalier, ſemblable à celui des autres couloirs, ne peut que laiſſer accumuler peu à peu cette action, recevoir & conſerver en même temps un ſurplus de liqueurs proportionné à la quantité & au diametre de ſes vaiſſeaux, & à l'action qui lui vient conſtamment du principe des forces phréniques. Il ſuit de-là, que cette action accumulée chaque jour, & parvenue par cette raiſon, à un certain complement, doit augmenter de beaucoup le reſſort de la matrice, & celui des organes qui y correſpondent intimement. Lorſque cette augmentation de reſſort eſt parvenue à un certain point, il doit néceſ-

fairement arriver quelque révolution qui
le diminue ; & comme cette diminution
ne fauroit fe faire du côté du centre
phrénique, à moins de quelque dérangement confidérable dans les rapports
de ces organes, il faut, par conféquent
qu'elle fe faffe dans la matrice. Nous
obferverons ici, que, lorfque le mouvement propre à déterminer les regles,
trouve un trop grand obftacle à fon
progrès & à fon effet, & que par conféquent, la réfiftance de la matrice devient fupérieure à l'action des forces
phréniques, il arrive dans le centre de
ces forces des révolutions qui, ne pouvant
être fuivies de la même crife que dans
la matrice, doivent par conféquent produire des accidents fâcheux. Ces accidents font même fouvent fi opiniâtres,
que, malgré les fecours les plus appropriés, ils dégénérent en des mala-
ladies croniques graves ; c'eft ce qu'on
obferve fréquemment dans les filles, en
qui les regles ne peuvent pas fe déterminer, & dans les femmes en qui elles

se suppriment brusquement par quelque terreur ou surprise; & ce qui prouve évidemment que les fâcheux effets
du défaut de cette excrétion ne sont
pas principalement causés par le sang
retenu, c'est que souvent les saignées
promptes & abondantes n'y rémédient
qu'imparfaitement.

Il résulte de toutes ces réflexions, que
les accidents produits par le défaut de
cette excrétion sont beaucoup moins
l'effet d'une surabondance du sang, que
des obstacles à l'effort critique, par lequel la résistance de la matrice doit
diminuer pendant la durée des regles,
de maniere à se remettre en équilibre
d'action avec le centre des forces phréniques. Mais pour mettre cette vérité
dans un plus grand jour, examinons
de quelle maniere une grande frayeur
peut supprimer l'excrétion des regles.
Il est évident que la frayeur doit changer tout d'un coup l'état du centre des
forces phréniques, & que l'effort de ce
centre qui, par sa supériorité sur celui

de la matrice, déterminoit l'excrétion des regles, devient par l'effet de la frayeur beaucoup moindre que celui de la matrice. Ce changement se fait avec tant de rapidité, que non-seulement la force de ce centre en est de beaucoup surmontée, mais même probablement celle de l'organe extérieur, qui en reçoit une telle impression, que, de long-temps, ainsi que l'observation le fait souvent voir, il ne peut se remettre en état de contribuer par une suffisante réaction au rétablissement de l'excrétion des regles. Une autre cause de la difficulté de ce rétablissement, & qui ne doit pas être regardée comme la moins considérable, est la tension produite par cette révolution dans quelque partie de la masse intestinale. Cette tension doit se détruire d'autant plus difficilement, que la réaction de l'organe extérieur, dont nous avons fait voir que le ressort du canal intestinal dépend beaucoup, se trouve plus interceptée par un pareil état de tension; c'est ce qui forme pro-

bablement la principale cauſe des embarras & de toutes les eſpeces de vices
qui ſont produits dans les viſceres du
bas ventre, & même dans d'autres parties, par les ſuites d'un trop long dérangement des regles.

La détermination naturelle de l'action
générale du corps demeurant interceptée vers la matrice, & la matrice de
ſon côté demeurant dans un état de
réſiſtance exceſſive, à cauſe de la prompte interruption des regles, il faut néceſſairement que le contingent d'action
dont la matrice eſt fruſtrée, s'accumule
inſenſiblement dans le centre même des
forces phréniques, ainſi que dans les organes voiſins. Il ſuit de-là, qu'au temps
à peu près du retour des regles, qui eſt
le moment où cette action ſe trouve
raſſemblée à un point de complement
qui ne peut plus s'accroître, ſans produire un état de vive irritation, ces
parties ainſi chargées d'action exceſſive,
doivent réagir avec une violence proportionnée au dégré de cette irritation;

& s'il arrive en même temps que l'organe extérieur se trouve assez tendu pour ne point plier à cet effort, & qu'ainsi l'action qui ne sauroit prendre son cours du côté de la matrice, ne puisse point se rejetter du côté de cet organe, il ne pourra qu'en résulter quelque hémorragie par le nez, par les poulmons, ou par d'autres parties, comme il n'est pas rare de l'observer dans les cas de suppression des regles, sur-tout dans les personnes qui ont le corps sec, vif & dénué de souplesse. C'est en examinant plus particuliérement les maladies de la matrice, qu'on appercevra mieux tout ce qu'il y a à considérer sur les divers vices des regles, ce que nous en avons rapporté ici n'étant destiné qu'à rendre plus sensible le méchanisme de leur excrétion.

- On pourroit nous objecter que l'état d'une matrice skirreuse, ou changée, comme elle l'est dans les femmes qui ont passé l'âge d'avoir leurs regles, devroit être une cause constante de

vicieuse réaction, & produire constamment les accidents qui sont la suite
de la suppression accidentelle des regles; à quoi il est aisé de répondre par
ce qui résulte de l'objection même, qui
est, que la matrice en cet état n'est
susceptible que de peu d'action, & que
par conséquent elle n'est capable que
d'une réaction médiocre, à moins que
cet organe ainsi affecté n'acquiere une
force extraordinaire par un état particulier de violente irritation. Aussi
voyons-nous que dans la cessation des
regles, par le complément de l'âge,
l'action dont la matrice ne se trouve
plus alors susceptible, paroît se rejetter
dans d'autres parties, avec des accidents
plus ou moins considérables, selon la
disposition du corps en général, & selon que ces parties sont plus ou moins
propres à un emploi critique de cette
action. On connoît les fâcheux accidents
qui arrivent, lorsque la matrice se trouve en ce temps-là disposée de maniere
à demeurer susceptible d'un dégré d'ac-

tion qu'elle n'est plus en état d'employer. On voit par-là, combien il est
important, lors de la cessation totale
des regles, de s'attacher, ainsi que les
sages Praticiens ont accoutumé de le
faire, à détourner, autant qu'on le peut,
principalement du côté du canal intestinal, les déterminations d'action que
la matrice n'est plus en état de recevoir, & encore moins d'employer. Il
est probable qu'alors cette action se re-
partit peu à peu sur toutes les parties
organiques du corps, lorsqu'il n'y a
point de vice qui s'y oppose; & en effet, il n'est pas rare de voir des femmes qui, après avoir perdu leur regles
sans accidents fâcheux, ou parvenues à
se bien rétablir de ces accidents, se trouvent beaucoup plus fortes qu'elles ne
l'étoient auparavant. On observe encore, que cette action se répand quelquefois dans le tissu cellulaire, & qu'elle
y abonde au point de le distendre considérablement ; c'est ce qui occasionne
des amas de graisse, qui font une espece

de

de maladie habituelle, dans laquelle on voit beaucoup de femmes tomber à la suite de la ceſſation de leurs regles.

La théorie de l'excrétion des regles, & des effets des obſtacles à cette excrétion, nous conduit naturellement au méchaniſme de la ſécrétion du lait. On obſerve que les mammelles ſe gonflent dans la plûpart des femmes, aux approches du temps des regles ; il y en a même auxquelles il vient du lait en ce temps-là, au point de ſuinter de lui-même par les mammellons. Il eſt aiſé de voir que ce phénomene dépend de la réaction vive du centre phrénique ; cette réaction ſe trouve alors détournée en partie vers les mammelles, par l'augmentation de réſiſtance de la matrice, dans le temps qui précede l'excrétion menſtruelle. On comprend bien que les mammelles ainſi gonflées ſont dans une ſorte d'état d'irritation, qui ne peut qu'attirer une plus grande quantité de liqueurs, que leurs vaiſſeaux n'en contiennent dans l'état na-

turel, & par-là donner lieu à la sécrétion qui s'y fait; d'où il résulte assez
clairement, que dans le cas de grossesse qui est un état de résistance extraordinaire de la part de la matrice,
la réaction du centre des forces phréniques doit être déterminée plus constamment vers les mammelles, à proportion de la force & de la durée de cette
résistance de la matrice; & ainsi les effets qui dépendent de l'état de gonflement durable des mammelles, doivent
croître & se maintenir, selon la force
& la durée de cette réaction. On voit
les mammelles s'affaisser promptement,
peu de temps avant des fausses couches;
on voit des nourrices dans un état de
parfaite santé, perdre promptement leur
lait, en conséquence de diverses affections vives de l'ame, sans que souvent
il soit possible de rétablir cette sécrétion; & cependant on observe assez
souvent, qu'à ce changement près,
leur santé n'en demeure point altérée.
Ces événements s'expliquent naturelle-

ment par la cessation de la réaction des forces phréniques sur les mammelles. Lorsque cette réaction revient complettement à sa détermination naturelle, les fausses couches se font, & le lait se perd sans des inconvénients bien considérables ; mais lorsque cette réaction détournée tout-d'un-coup des mammelles, ne reprend pas entiérement son cours vers la matrice, il en résulte des accidents proportionnés à la vicieuse diversion de ce mouvement : ce qui est entiérement conforme à l'observation.

On demandera peut-être, comment il peut se faire que la matrice n'étant plus, quelque temps après l'accouchement, dans l'excès de résistance où elle se trouvoit pendant la grossesse, le mouvement des forces phréniques ne se tourne pas tout-d'un-coup de son côté à l'exclusion des mammelles. Il est probable, qu'en effet cette révolution ne manqueroit pas d'arriver, si les mammelles n'étoient pas depuis long-temps dans un état de gonflement & d'irrita-

tion entretenu par l'abondance d'humeurs que cette irritation y attire continuellement. L'effet de cette irritation
doit donc prévaloir fur l'ordre naturel
de l'action générale du corps, qui tendroit à déterminer vers la matrice la
quantité d'action qu'elle avoit accoutumé de recevoir; & ce n'eft en effet,
qu'en confidérant de cette maniere le
méchanifme de la fécrétion du lait,
qu'on peut concevoir clairement les effets des caufes naturelles ou acciden-
telles qui en font commencer ou ceffer
la fécrétion.

ARTICLE VI.

Du méchanifme de l'excrétion de la liqueur Séminale.

La fécrétion de la liqueur féminale
ne commence à fe faire que dans l'â-
ge de puberté. Perfonne n'ignore les
changements qui fe font en ce temps-
là, prefque dans tout le corps, & notamment dans les organes de la voix.

ce qui, entr'autres confidérations, fournit une preuve bien évidente du commerce intime d'action qu'il y a entre
ces organes, & ceux des couloirs de
la liqueur féminale. Cette fécrétion a
cependant des phénomenes fi peu fenfibles, qu'il n'eft guere poffible de déterminer fi elle fe fait plus facilement
& plus abondamment dans de certains
temps, que dans d'autres, & quelles
font précifément les forces qui la déterminent ou qui l'augmentent. Il femble que cette liqueur ait beaucoup de
rapport avec le fuc nourricier, & que,
de même que ce fuc, elle foit formée
par cette fuite d'élaborations qui con-
vertit les humeurs en une matiere propre à la réparation du corps : ainfi
tout ce qu'on en peut dire, c'eft que la
liqueur féminale n'eft en quelque maniere que l'extrait des liqueurs, tellement travaillées par l'action des parties
folides, & par celle de fes couloirs particuliers, qu'il a acquis le dernier dégré de difpofition à l'organifation.

B b iij

Quant à son excrétion, il est certain qu'elle s'éloigne beaucoup des loix ordinaires des mouvements de l'économie animale : toutes les parties internes & externes du corps prennent part à cette excrétion. Examinons l'enchaînement de tous ses phénomenes.

L'action qui précede l'excrétion de la liqueur séminale détermine vers l'organe où elle se passe une quantité de mouvement proportionnée à la sensibilité de de cet organe; ce mouvement est d'abord pris sur celui de l'organe extérieur, à cause du rapport intime qui est entr'eux; & bien loin que les forces de l'organe extérieur en soient diminuées, elles sont au contraire augmentées par l'effet de cette même irritation, qui lui en attire de nouvelles de la part de toutes les parties internes auxquelles il correspond, & sur - tout de la part de la tête & du diaphragme; aussi observe-t-on qu'un des premiers & des plus sensibles phénomenes produits par cet état d'*orgasme*, est un changement

confidérable dans la refpiration : elle
devient plus courte, & par conféquent
plus fréquente, ce qui eſt une preuve
certaine que les ofcillations du diaphragme diminuent, & que fon reſſort
augmente : la maſſe inteſtinale doit s'é-
lever à cette même proportion, & appuyer plus également le diaphragme.
C'eſt probablement cette égalité d'appui de la part de la maſſe inteſtinale,
qui empêche que le diaphragme ne
fouffre de l'efpece d'état violent où il
fe trouve alors, & qui l'aide en même
temps à fe maintenir dans une action
néceſſaire pour la révolution qui doit
produire l'excrétion de la liqueur féminale. Le changement arrivé dans le
mouvement du diaphragme doit en même temps augmenter l'action de la tête,
fuivant le méchanifme que nous avons
expofé, en traitant du fommeil.

L'organe extérieur ne ceſſant point
d'être irrité par l'action continuée des
organes de la génération, & le diaphragme étant hors d'état d'employer à

B b iiij

beaucoup près, la quantité du mouvement qu'il reçoit dans son état naturel, ce mouvement ne peut que se porter en plus grande abondance vers l'organe extérieur, & vers les organes de
la génération : les oscillations du diaphragme ne peuvent donc que diminuer à proportion de l'accroissement de
son ressort. Lorsqu'enfin l'action de tout
le corps s'est, par ce méchanisme, portée à un certain point aux organes de la
génération, & à l'organe extérieur,
toutes les fonctions internes doivent se
trouver les unes fort changées, & les
autres suspendues. Ainsi, l'organe extérieur chargé de beaucoup plus d'action, qu'il n'en comporte naturellement, & ne cessant d'en attirer de nouvelle, par la durée de l'irritation qui lui
vient immédiatement des organes de la
génération, entre nécessairement dans un
état de contraction qui augmente beaucoup son ressort, & celui de toutes les
parties auxquelles il correspond ; & en
cet état, toutes les parties du corps op-

posent au diaphragme un surcroît de résistance qui va presque jusqu'à intercepter son action : cet obstacle doit produire dans le diaphragme un dégré proportionné d'irritation qui fait dégénérer en mouvement convulsif l'action qui s'y renouvelle à tout instant par l'effort de la respiration, & par la vive réaction de toutes les parties organiques. Il faut excepter les parties de la génération, qui font alors dans un mouvement considérable, & vers lesquelles, par cette raison, le mouvement convulsif du diaphragme doit uniquement se porter ; car on voit assez que son action ne peut presque plus être employée ailleurs, à cause de la forte résistance que lui opposent toutes les autres parties intérieures & extérieures du corps. Cet état de tension générale, & l'action convulsive du diaphragme qui en résulte nécessairement, & qui ne peut manquer de produire au même instant dans toutes les parties du corps des mouvements qui lui correspondent, montre assez clairement le

méchanisme qui sert à la fécondation,
& le dernier période de l'action excrétoire de la liqueur séminale.

On connoît aussi par-là, comment le
méchanisme de cette excrétion doit se
ressentir des diverses altérations qui se
trouvent alors dans le jeu de l'économie animale, soit que ces altérations
ayent été produites par quelque excès
de colere, de tristesse, ou de quelque
grande contention d'esprit, soit par des
excès de nourriture ou de liqueurs spiritueuses, par un temps fort froid ou
fort chaud, ou enfin par l'effet d'une
mauvaise complexion, ou de quelque
vice de conformation. Comme il est très-
probable que le fluide éthérien ne sauroit être exactement réfléchi par des
organes qui ne sont point dans l'ordre
& le dégré de leur activité naturelle,
on sent bien que la réflection du fluide
éthérien doit alors s'écarter de l'ordre
convenable, selon que les organes se
trouvent éloignés de leur disposition
naturelle. De-là, il est aisé de juger,

pourquoi les divers climats en général, les diverses saisons dans le même climat, & les diverses dispositions générales & particulieres des hommes, doivent produire des changements dans le méchanisme de la génération, & par conséquent, beaucoup de différences dans la forme & la constitution des enfans qui en proviennent.

Les corps jeunes & bien constitués se rétablissent promptement de tous les changements produits par l'excrétion de la liqueur séminale; le diaphragme reprend aisément l'étendue de ses oscillations, & le ressort de l'organe extérieur diminue, ainsi que celui de la masse intestinale, à proportion de la liberté que reprend le diaphragme.

Lorsque les organes ont cette activité & cette souplesse, & par conséquent beaucoup de disposition à se rétablir dans leur ordre naturel, le corps n'est que peu fatigué du changement extraordinaire d'action qui a produit l'excrétion de la liqueur séminale; mais lorsqu'au contraire le corps est foible, soit par sa mauvaise disposition, soit par sa mauvaise constitution, il n'a point assez d'activité pour fournir toute la suite de l'action nécessaire à cette révolution, & aux changements qui doivent se faire ensuite, pour remettre les organes dans leur rapport naturel. En ce cas-là, l'organe extérieur demeure, à proportion qu'il est naturellement moins actif, dans un état de vicieuse tension qui ne peut qu'entretenir une partie de celle de la masse intestinale. On voit l'inégalité d'action qui en doit résulter pour le jeu du diaphragme & pour celui des parties, qui, au moyen des nerfs & du tissu cellulaire, ont des liaisons plus particulieres avec les endroits qui demeurent affectés. On voit tous les mauvais effets que des excès, dans ce genre, doivent produire peu à peu sur les constitutions foibles ou trop délicates. Cela posé, on ne sauroit mieux juger des bornes qu'il convient, relativement à la santé, de se prescrire dans cet usage,

que selon un bon mot dit par une personne de beaucoup d'esprit, à une
Dame de sa connoissance, chez un marchand de vaisselle de terre grise, où
elles s'étoient rencontrées : cette Dame
demandoit au marchand si sa vaisselle
alloit au feu ; & moi, Madame, dit
cette personne, je demanderai si elle
en revient.

L'état de bouffissure, de mauvaise
graisse, ou de maigreur considérable,
qui ne manquent guere d'arriver à la
plûpart des personnes qui ont là-dessus
des excès à se reprocher, sont une
preuve évidente du rapport intime de
l'organe extérieur, & par conséquent,
du tissu cellulaire avec les organes excrétoires de la liqueur séminale. On ju-
gera mieux de ces rapports par l'examen & la discussion des maladies pro-
pers aux parties de la génération.

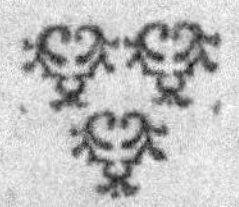

Article VII.

De quelques causes particulieres d'exception dans l'ordre naturel des mouvements sécrétoires & excrétoires.

Toutes les loix que nous avons établies pour le méchanisme général & particulier des sécrétions & des excrétions, souffrent néanmoins quelques exceptions dans les cas des différentes passions, ou des irritations particulieres des organes. Ces irritations particulieres occasionnent souvent des excrétions abondantes, en dérangeant l'ordre naturel de l'action générale du corps, qui dans ces états peut se trouver vivement déterminée vers quelques couloirs particuliers : telle est l'excrétion des larmes, à la suite du chagrin, celle de la salive, par l'usage du mercure ; telle est enfin l'excrétion abondante des urines, ou des matieres fécales, en conséquence de certains états d'irritation dans les visceres du bas ventre. Les divers dégrés d'exercice ou de repos peuvent encore suspendre certaines ex- crétions, & en augmenter d'autres ; & lorsqu'on est parvenu à s'en former une habitude, il se fait un changement dans la disposition des couloirs, qui devient si bien un ordre naturel, que cet ordre ne sauroit être dérangé sans inconvé- nient pour la santé. Il y a, par exem- ple, des personnes qu'une grande dispo- sition au dévoiement préserve souvent de beaucoup d'accidents fâcheux, dont les excès où il leur arrive de se li- vrer, seroient inévitablement suivis sans cette disposition ; & l'on voit des per- sonnes bien mieux constituées, mais à qui une telle disposition manque, éprouver des accidents dangéreux pour de beau- coup moindres excès. On en voit au contraire dont le ventre est naturelle- ment resserré, & en qui, par conséquent, les voies de la transpiration s'aggran- dissent en quelque maniere, en augmen- tant d'emploi & d'activité. Ces person- sonnes ne reçoivent que peu d'incom-

modité de l'excès même de constipation, relativement à leur habitude ; au
lieu que des personnes qui sont accoutumées à avoir le ventre libre, éprouvent les plus fâcheux accidents par une
beaucoup moindre constipation. Ces
vices d'excrétion qu'on observe quelquefois dans le même sujet, en diverses
dispositions & en différents âges, viennent en partie de la constitution naturelle du corps, & en partie des diverses
épreuves qu'il a eu à soutenir par l'abus
des six choses non-naturelles.

Au reste, ce que nous avons dit au
Chapitre de la digestion sur les por-
tions de tissu cellulaire, qui appartiennent proprement à chaque organe & à
chaque couloir particulier, vient très-
bien à ce que nous avons établi au sujet des organes sécrétoires & excrétoires. Il est aisé de voir, soit par l'anatomie, soit par l'observation, que chacun d'eux a son département plus ou
moins étendu, & que lorsqu'il est en
action, il faut nécessairement que quelques-unes

ques-unes des parties dont il est envi-
ronné, & d'autres même plus éloignées,
s'en ressentent, suivant la constitution
& les liaisons de ces organes. On peut
expliquer par - là beaucoup de phénomenes particuliers qui se présentent
souvent dans le cours des maladies, &
sur-tout dans le méchanisme général &
dans les mouvements particuliers des
crises.

CHAPITRE VIII.

Des affections de l'Ame.

ON convient généralement de l'importance des effets que les sensations produisent sur l'action des organes; mais on n'a pas déterminé à quel
point ces effets sont essentiels à cette
action, & encore moins en quoi consiste le méchanisme par lequel ils deviennent des causes déterminantes du
jeu de l'économie animale; on n'a pour
suppléer au défaut de ces connoissances, que la ressource de se former, d'a-

près les impressions qu'on éprouve de la part des sensations journalieres, quelques idées, & de-là, quelques sortes de regles qui ne peuvent être que vagues, indéterminées & presqu'arbitraires, puisqu'on ne connoît aucun principe général auquel on puisse les rapporter. Il s'agit donc de faire voir que ces regles doivent être autrement établies, & qu'il est d'autant plus nécessaire d'en avoir, & de s'y conformer, qu'on est dans le physique & dans le moral, d'autant plus semblable à un vaisseau en pleine mer sans boussole, qu'on est dépourvu de la connoissance de ces regles, ou de l'habitude d'en faire usage à propos.

Après avoir constaté l'importance de ces regles & les moyens de les former, nous discuterons particuliérement le méchanisme des effets que les sensations produisent sur l'action des organes, dont nous exposerons préalablement les liaisons & les propriétés. Nous entrerons ensuite en quelques détails sur la constitution propre & relative du ressort

du principe des nerfs, & par-là nous
ferons mieux connoître l'importance &
le méchanisme des effets des senfations
fur l'action des organes. Comme il y a
à confidérer dans la tête deux fortes
d'actions, par le moyen defquelles elle
s'acquitte des fonctions qui lui font propres, & concourt en même temps à
toutes les autres fonctions du corps,
nous examinerons d'abord la principale
caufe déterminante de fon action propre, fans néanmoins faire abftraction à
un certain point de fon action relative :
cet examen nous conduira à difcuter
le méchanifme des diverfes habitudes
de fentiment & de mouvement relatives aux divers climats, & celui des rapports phyfiques, qu'il eft indifpenfable
d'établir & de maintenir dans le jeu de
l'économie animale, avec les qualités
relatives aux conftitutions de l'Etat dont
on eft membre. Nous examinerons de
nouveau les premiers réfultats phyfiques
de nos fenfations, & nous les confidé-
rerons principalement dans leurs divers

rapports avec l'action de l'ame, lorſqu'elle veut entrer dans un état de réflexion, & avec le méchaniſme de l'action muſculaire. D'après cet examen,
nous ſerons plus en état qu'on ne l'eſt,
ſuivant les idées reçues, de conſtater
les effets que les divers états de l'action de la tête produiſent dans l'économie animale. Ces effets bien diſcutés
nous meneront à des conſidérations particulieres ſur les rapports néceſſaires du
jeu de l'économie animale, avec l'état
des hommes en ſociété : c'eſt ce qui
nous donnera occaſion de faire connoître le méchaniſme particulier de l'é-
tat craintif, & de ſes premiers effets
phyſiques ſur la tête ; nous ferons voir
que ces effets contribuent eſſentielle-
ment à nous rendre ſuſceptibles des rapports que doivent avoir entr'eux des
hommes qui vivent en ſociété. Nous
conſtaterons enſuite les principaux avantages & les principaux inconvénients
qui réſultent néceſſairement de la bonne
ou de la mauvaiſe diſpoſition des orga-

nes, pour concourir à l'action de penfer ; & nous terminerons ce Chapitre
par l'examen des principales fources &
des principaux effets de nos affections.

ARTICLE I.

De l'importance des effets que les fenfations
produifent en général fur l'action des
organes.

La réalité des divers changements,
c'eft-à-dire, des diverfes augmenta-
tions ou diminutions d'action, que les
affections de l'ame peuvent produire
dans toutes les parties du corps, eft
conftatée par des obfervations fi sûres
& fi connues, qu'il n'eft pas néceffaire
de chercher à appuyer cette vérité par
de nouvelles preuves. Mais ce qui n'eft
pas aifé à comprendre, à développer, à
établir, c'eft la raifon pour laquelle les
affections de l'ame font comptées au
nombre des fix chofes non-naturelles,
c'eft-à-dire, au nombre des caufes, fans
lefquelles la vie ne fauroit fe foutenir.

Il n'y a pas moins de difficulté à conftater le méchanifme par lequel cette
caufe agit continuellement dans l'état
de veille pour le maintien de la vie,
& pourquoi elle a befoin d'être renouvellée chaque jour par les impreffions
qui nous viennent de tous les objets
plus ou moins relatifs au fond principal
de nos affections. Mais avant que d'entrer dans l'examen de tous ces effets,
il convient d'expofer en général les liaifons & les propriétés des organes, par
lefquels les affections de l'ame peuvent
augmenter ou diminuer l'action de toutes les parties du corps.

ARTICLE II.

Des liaifons & des propriétés de ces Organes.

On eft convenu jufqu'à préfent que
ces organes ne font que les nerfs & les
productions nerveufes. En effet, toutes les expériences par lefquelles on
a conftaté cette propriété des nerfs,
femblent prouver qu'ils font les feuls

organes auxquels l'activité soit propre;
mais en comparant la force des mouvements de certaines parties, avec le peu
de filets nerveux qu'elles reçoivent, il
est difficile de ne considérer dans la
force de ces organes, que l'action qui
leur est fournie par ces filets nerveux,
& par conséquent, on ne peut guere
s'empêcher de croire que la constitution
particuliere de ces parties, selon qu'elle
approche plus ou moins par sa nature
de celle des nerfs, n'entre pour beaucoup dans la cause de leur action; ainsi
les filets nerveux distribués en petite
quantité dans de telles parties, pourroient être moins regardés comme l'u-
nique instrument de l'action propre de
ces organes, que comme une cause déterminante de cette action. Cette idée
reçoit un appui considérable, en examinant avec attention les propriétés de
la dure-mere, & celle du périoste, lequel semble n'être qu'une production de
la dure-mere. Ces deux membranes sont
des organes beaucoup plus actifs, qu'il

ne feroit permis de le croire, en confidérant le peu de nerfs qu'ils reçoivent.
On feroit donc prefque en droit de conclure de-là, que toutes les parties dont
la ftructure fera plus comparable à celle de la dure-mere, auront befoin d'u-
ne moindre quantité de filets nerveux
pour l'activité qui leur eft néceffaire :
cette conféquence eft en effet très-con-
forme à ce que nous apprend l'Anatomie ; puifqu'on peut dire en général,
que les organes, fi on en excepte ceux
des fens, reçoivent une moindre quantité de nerfs, à proportion qu'ils appro-
chent davantage de la conftitution de
la dure-mere.

Comme nous avons expofé avec affez de détail, en traitant de la refpiration & des forces phréniques, les confidérations particulieres qu'il y a à faire
fur l'origine, la diftribution & la liaifon des nerfs appellés grands fympatiques, par lefquels s'exécutent les principales correfpondances de toutes les
parties du corps, & que nous n'avons
aucune

aucune remarque particuliere à faire sur
ce qui est connu au sujet des autres
nerfs, nous ne nous arrêterons point à
rappeller ici inutilement les détails de
la névrologie. Venons aux communications de la dure-mere.

On sait qu'après avoir tapissé l'intérieur du crâne, & renvoyé à travers ses
sutures quelques sortes de prolongements au périoste, elle s'étend jusqu'à
la cavité de l'orbite, & que de-là, elle
se joint au périoste des os de la mâ-
choire & aux membranes du palais. On
voit par-là comment, indépendamment
même des nerfs, les meurtrissûres, ou
l'inflammation de la dure-mere, & en
général, toutes ses irritations doivent
se communiquer promptement aux pau-
pieres, aux yeux & aux joues, qui en
effet, se bouffissent, s'enflamment, ou
entrent dans une convulsion douloureuse, selon l'espece & le dégré d'irritation de la dure-mere. Il est certain
encore, que tous les troux de l'os cribleux sont tapissés par des productions

de cette membrane, & qu'elles s'étendent jusques dans les cavités des narines, dont elles paroissent former le périoste, ou dans lesquelles on peut au
moins asûrer qu'elles se perdent. Ces
prolongements de la dure-mere dans
les narines, ne peuvent qu'éclaircir beaucoup le méchanisme des effets produits
par les violentes irritations de la membrane pituitaire causées par de certains
corps odorants, ou par des poudres fort
picquantes.

D'ailleurs, la dure-mere, en sortant
par tous les troux de la base du crâne,
jette des productions qui vont se perdre dans le péricrâne, mais de maniere à
ne pouvoir presque laisser douter, que le
péricrâne ne soit une production de tous
les prolongements de la dure-mere, puisqu'on ne peut découvrir dans tout le périoste de la base du crâne, ni épaisseur notable, ni constitution tendineuse qui puisse
faire présumer que c'est-là la fin de ces
prolongements. On pourroit objecter
que les nerfs qui sortent par les troux

de la bafe du crâne ne paroiffent pas
comme ceux de l'os cribleux, fe dépouil-
ler de la portion de la dure-mere qui les
accompagne, & qu'ainfi le péricrâne
ne peut pas être cenfé recevoir des prolongements de la dure-mere par les
troux de la bafe du crâne. La réponfe
qu'il y a à faire à cette difficulté nous
donne d'abord l'occafion de rappeller
ici une remarque faite depuis long-
temps par les Anatomiftes, fur les ufages de ces prolongements. Il eft certain, que fi, par le défaut de quelque
ordre particulier d'action de la tête, ou
de quelque difpofition particuliere des
parties offeufes, propre à déterminer
l'épanouiffement de la dure-mere, &
les adhérences qui l'attachent à l'os
cribleux, les nerfs olfactifs fuffent de-
meurés revêtus de cette membrane, ils
n'auroient pas eu affez de fenfibilité
pour les fonctions qu'ils ont à faire; &
que fi au contraire, par l'effet des caufes de cette efpece, ou d'autres femblables, les nerfs qui fortent par les

D d ij

troux de la bafe du crâne ne demeu-
roient pas revêtus de la dure-mere, ils ne
pourroient point fe propager dans tout
le corps, comme ils doivent le faire,
& moins encore être capables du reſſort
néceſſaire pour l'action qu'ils ont à
foutenir. Il fuit de-là, que les productions de la dure-mere par les troux de
la bafe du crâne, ne fauroient être les
mêmes que celles de l'os cribleux :
cette différence n'empêche pas que la
parfaite union du péricrâne avec les
productions de la dure-mere, ne doive
faire regarder ces deux membranes,
comme fi elles n'étoient qu'une continuation l'une de l'autre ; foit qu'on ne
confidére le périofte de la tête que comme un prolongement de la dure-mere,
foit qu'on voulût croire, ce qui ne feroit peut-être pas fans fondement, que
le périofte s'unit aux nerfs, au point
de leur fortie du crâne & de l'épine
du dos, & qu'il leur fournit une nouvelle enveloppe, en recevant à fon tour
des productions de la dure - mere qui

s'étendent dans toute sa substance. On
voit que la dure-mere & le périoste
n'auroient pas, par cette maniere de s'u-
nir, une connexion moins intime, que
par la premiere sorte de liaison. Quoi
qu'il en soit, il suit de ce que nous
venons d'exposer, (& c'est-là la solution de la difficulté proposée,) que le
périoste doit être regardé, comme s'il
n'étoit qu'une continuation de la dure-
mere. Or, la calotte aponévrotique n'é-
tant que le produit des fibres qui lui
sont fournies par le péricrâne, par les
muscles & par les téguments, il en doit
nécessairement résulter, que l'action de
la dure-mere & celle de cette calotte
aponévrotique doivent se soutenir &
s'exciter mutuellement, à peu près,
comme le périoste interne & externe
des os, qu'il est bien prouvé être antagonistes l'un de l'autre : on voit par-
là, comment tout ce qui affecte la dure-
mere à un certain point, doit affecter,
presqu'à la même proportion, l'extérieur
de la tête.

D d iij

Les prolongements de la dure-mere qui, en sortant par tous les troux du canal osseux de l'épine se joignent au périoste, aux ligaments, & même en partie aux muscles des vertebres, sont assez connus, pour qu'il ne soit pas nécessaire d'entrer là-dessus dans un plus grand détail. Il suit de-là, que les productions de la dure-mere doivent avoir, par rapport à l'épine, des effets semblables à ceux que nous avons remarqués, par rapport à la tête, c'est-à-dire, que ces productions embrassent & raffermissent l'épine, & servent en même temps à soutenir les nerfs qui en sortent, soit qu'on considere ces prolongements comme une simple production de la dure-mere, ou comme des parties du périoste qui s'unissent avec elle.

En examinant d'ailleurs le périoste avec attention, on trouve qu'il communique en beaucoup d'endroits par sa surface externe, avec des productions cellulaires de toutes les parties qui le recouvrent. Or ces productions ne sont que des prolongements des grandes couches du tissu cellulaire qui forment la peau; il y a donc une connexion manifeste entre l'organe extérieur & le périoste : c'est par ces communications que les inflammations & les suppurations du périoste produisent des œedemes, ou quelques légeres inflammations à la peau, qui en devient quelquefois fort douloureuse aux endroits les plus relatifs à la partie du périoste qui est affectée. Ces phénomenes qui sont bien constatés, mettent en droit de croire, que le périoste peut être sujet à des affections qui ne se montrent pas au-dehors aussi évidemment que l'inflammation & la suppuration, & dont, par conséquent, les signes extérieurs ne sauroient être aussi sensibles; ce qui prouve, que dans la plûpart des maladies opiniâtres, sur-tout dans celles qui affectent les extrêmités, il faut être fort attentif à tout ce qui peut aider à juger de l'état du périoste.

D'ailleurs, les os sont pénétrés de

beaucoup de productions des lames internes du périofte. Ces productions paroiſſent particuliérement dans les os des jeunes ſujets qui ſont encore dans un un état de molleſſe, & dans les os ſpongieux; elles ſe perdent dans le périoſte, qui, en recouvrant les os intérieurement, forme les cellules qui contiennent les liqueurs médullaires : ainſi il paroît évident que ce périofte pris en total, communique par le moyen de la dure-mere, du tiſſu cellulaire & des nerfs, avec toutes les autres parties du corps.

Quant à ſa ſtructure, elle paroît approcher beaucoup de la ſtructure aponévrotique, qui, comme on le ſait, a beaucoup de rapport avec la ſtructure muſculaire. En effet, ſa dureté, la diſpoſition de ſes fibres, l'air tendineux qu'elles ont, prouvent aſſez clairement cette conformité. On ſait d'aillleurs, qu'il y a pluſieurs muſcles qui vont ſe perdre dans les ligaments des articulations, & que ces ligaments ſont formés en partie par le périoste. On fait encore que les aponévroses des extrèmités & du tronc tiennent en partie d'un côté aux muscles, & de l'autre au périoste : ainfi on ne peut nier que le périofte n'entre dans la ftructure de ces muscles & de ces aponévroses, ou que le périofte lui - même ne foit formé en partie par toutes ces expanfions mufculaires.

Nous n'entrerons pas dans un plus grand détail fur la nature du périofte ; car de quelque maniere qu'on le confidére, foit, comme n'étant originairement qu'une expanfion du tiffu cellulaire, à laquelle viennent fe joindre en beaucoup d'endroits des prolongements de la dure-mere, des expanfions mufculaires, & plufieurs filets nerveux ; foit qu'on ne le regarde que comme le produit de ces prolongements de la dure-mere, & de ces expanfions mufculaires, il n'eft pas moins aifé d'en déduire toutes fes propriétés, conformément à l'obfervation, & à l'une ou l'autre de ces deux origines, fur lefquelles, au refte, il paroît prefqu'impoffible de prononcer plus pofitivement.

Il réfulte de tout ce que nous avons expofé au fujet du périofte, que lorfqu'il eft mis dans un état d'effort en quelque partie que ce puiffe être, cet effort doit fe communiquer plus ou moins promptement, plus ou moins fenfiblement au périofte de toutes les parties. La dure-mere qui eft plus expofée que toute autre portion du périofte à des irritations & à des mouvements fréquents, doit être regardée comme une des principales fources de toutes les ofcillations fenfibles ou infenfibles qui s'étendent dans le périofte, & enfuite, dans tout le genre membraneux. Il eft très-probable que ces ofcillations, jointes à celles des forces phréniques, contribuent beaucoup à entretenir, tant dans le périofte, que dans tout le genre membraneux, l'activité néceffaire pour toutes leurs fonctions ; c'eft en vain qu'on oppoferoit que les différentes adhérences de la dure-mere & du périoste doivent suspendre les courants des oscillations. Il est vraisemblable que ces adhérences moderent les mouvements, qu'elles sont même, pour ainsi dire, à certains égards, autant de poulies de renvoi, & c'est probablement à cette disposition que sont dues en partie les directions constantes de plusieurs mouvements, qui, sans ces assujettissements, n'auroient pu être que tumultueux & irréguliers; mais ces adhérences ne sauroient empêcher la communication du mouvement, parce qu'elles ne sont faites qu'au moyen des lames cellulaires du périoste, qui, par cette raison, demeure assez libre, pour que les courants d'action n'y soient point trop interceptés.

Il nous reste à décrire les communications de l'organe extérieur de la tête, avec les membranes internes du tronc, au moyen des prolongements de l'œsophage & de la trachée artere. On fait comment ces membranes confondues

les unes avec les autres viennent se répandre dans la gorge, former le voile
du palais, & revêtir toutes les cavités
des narines, en se confondant de nouveau avec les membranes propres à ces
parties, où, pour mieux dire, toutes
ces membranes ne forment qu'un même
corps continu. Quoi qu'il en soit, celles qui sortent de l'intérieur du tronc
viennent s'étendre sur la face, sur le
front, sur le col, & sur tout le reste
des parties extérieures de la tête qu'elles pénétrent toutes, en s'unissant à
leur tissu cellulaire : voilà donc un prolongement des organes des forces phréniques qui vient embrasser toute la tête, & qui fait, sans doute, que les révolutions des entrailles, les secousses
du diaphragme, & les irritations de la
plevre & du poumon se communiquent
si aisément aux yeux, à la face, aux
cavités des narines, & enfin à toute la
tête.

Cette continuité de membranes doit
beaucoup faciliter l'action des nerfs

sympatiques, desquels nous avons exposé ailleurs les principales distribu-
tions. Il faut seulement remarquer ici
que ces deux nerfs ont des rameaux
qui suivent les arteres carotides, & qui
viennent se perdre dans l'intérieur du
crâne avec les nerfs des yeux & ceux
du nés ; ce qui fait que ces arteres, de
même que les yeux & les cavités des
narines, participent encore plus que les
autres parties de la tête, à toutes les
modifications du diaphragme & des visceres.

Au reste, les nerfs ne sont eux-mêmes en partie que des extensions de la
dure-mere : c'est elle, comme on le
fait, qui fournit leur gaine principale,
& qui s'épanouit à leurs extrêmités,
pour former différentes membranes, ou
pour s'y unir à peu près, comme elle
le fait dans l'œil, pour la membrane
sclérotique. Quant à la partie médullaire des nerfs, elle n'est qu'une production de la masse de tissu cellulaire,
dont est formée la substance du cer-

veau ; & ces productions sont sans doute engainées dans des prolongements de la Pie-mere. Ce qui, entr'autres raisons, rend très-plausible cette origine que nous donnons à la partie médullaire de ce viscere, c'est qu'en examinant avec attention le tissu cellulaire des parties auxquelles les nerfs aboutissent, on lui trouve beaucoup de rapport avec celui qui forme la substance du cerveau ; & il est d'autant plus raisonnable d'admettre ce rapport, qu'il seroit très-difficile de concevoir autrement, comment la portion médullaire des nerfs pourroit acquérir des connexions aux endroits où ils s'épanouissent, si elle n'y trouvoit pas une substance avec laquelle elle peut se lier & se confondre. De-là, on peut juger comment le cerveau communique par sa substance avec tout le tissu cellulaire du corps, & comment ce tissu cellulaire pourroit lui - même être nerveux, s'il étoit contenu dans des tuyaux cylindriques, ainsi que la partie spongieuse des nerfs.

Quant à la communication de l'organe extérieur de la tête, avec celui de tout le reste du corps, elle se présente d'elle-même si évidemment, qu'il n'est même permis de regarder l'un, que comme une suite de l'autre; & nous ne les avons considérés séparément, que pour pouvoir mieux faire connoître toutes les liaisons des parties internes, avec l'organe extérieur.

Il n'est pas difficile, après tout ce que nous venons d'exposer, sur les connexions des parties internes & externes du corps, de se représenter les liaisons générales & particulieres de tous les organes, sur-tout celles dont on a si souvent lieu d'observer les effets, entre la tête & les autres parties. On peut encore concevoir aisément d'après cet exposé, comment les oscillations de toutes les especes peuvent se communiquer à la tête, & s'étendre de-là à toutes les parties du corps. Ces voies de sympathie prouvent, sans contredit, un commerce général & particulier d'action entre tous les organes, & supposent nécessairement des loix d'action & de réaction des uns aux autres : ainsi nous serions en droit de conclure de l'existence de ces loix, indépendamment même de l'observation qui justifie parfaitement cette conséquence, qu'à proportion que les organes sont constitués & disposés de maniere, à recevoir & à produire une plus grande quantité d'action, il faut nécessairement qu'ils soient des points de réaction plus considérables. Or, tout ce que nous avons exposé au sujet du centre des forces phréniques, où nous avons en partie compris l'action du cœur, & au sujet des liaisons de ce centre avec toutes les parties du corps, mais spécialement avec la tête, prouve évidemment qu'il doit être le principal point de réaction qu'il y ait à considérer du tronc à la tête.

Il convient d'observer encore, que les loix d'action de l'économie animale supposant nécessairement une mutuelle

résistance

réſiſtance entre toutes les parties organiques, on ne ſauroit concevoir le méchaniſme de ces mouvements, indépendamment de quelque principe général,
qui, par ſa nature, par ſon action, &
par ſa ſituation, ſoit plus propre à être
en même temps le centre & le principal reſſort du jeu de l'économie animale, que ne peut l'être le cerveau
ſeul, ſitué & formé, comme il l'eſt.
Cette réflexion s'accorde parfaitement
avec les loix de la méchanique, ainſi
qu'avec tout ce que nous avons expoſé ſur l'ordre des correſpondances de
toutes les parties organiques du corps;
mais ce qu'il nous reſte à examiner au
ſujet des principaux effets des affections
de l'ame, ſervira à établir d'une maniere encore plus ſenſible, que les premieres & les principales loix d'action
& de réaction qu'il y ait à conſidérer
dans l'économie animale, conſiſtent
dans l'ordre de connexion de la tête,
avec le centre des forces phréniques,
& de celle de ces deux centres avec

toutes les parties du corps. L'organe
extérieur doit, en conséquence de tout
ce que nous en avons établi, être considéré parmi toutes ces parties, sur-tout
dans l'état de veille, comme une source
de réaction constante, sans laquelle l'action & la réaction entre la tête & le
centre des forces phréniques, ne sauroit
être réglée, ni soutenue ; de maniere
donc, que la connexion intime de l'action de la tête, de celle du centre des
forces phréniques & de celle de l'organe extérieur, forme le principal ressort du jeu de l'économie animale ; mais
avec cette différence de la part de l'organe extérieur, que quoique comparable aux deux autres par sa force, il ne
peut néanmoins entrer en comparaison
avec eux par la sensibilité ; ce qui fait
que les irritations vicieuses qui arrivent
à l'organe extérieur, ne peuvent avoir
des effets aussi prompts & aussi considérables que celles de la tête ou du centre des forces phréniques, à moins que
ces irritations ne soient à un tel dégré,

qu'elles ayent fait perdre à cet organe toute sa souplesse. Il faut encore observer que, comme l'action propre de cet organe dépend beaucoup plus que celle de toutes les autres, de l'effet constant de l'air qui le comprime, & du fluide éthérien qui le pénétre, sa réaction doit varier, selon les diverses constitutions de l'air, & selon les changements qu'on sait que ces diverses constitutions produisent dans l'action du fluide éthérien. Nous ferons en son lieu l'application de quelques-unes des principales conséquences qu'il y a à tirer des divers changements de la réaction de cet organe.

Nous avons encore quelques remarques particulieres à faire au sujet de la portion d'organe extérieur qui couvre la région du centre des forces phréniques. L'inspection anatomique présente d'abord l'idée d'une structure très-compliquée, & montre en même temps une connexion intime de cette partie de l'organe extérieur avec le diaphragme.

Cette connexion se fait au moyen du péritoine, & par les insertions des muscles du bas ventre qui se lient en plusieurs endroits avec celles du diaphragme. Il n'est guere possible de douter que ces organes, en fournissant de part & d'autre les prolongements qui forment ces insertions, ne donnent en même temps la portion la plus considérable de ceux qui constituent les membranes aponévrotiques, dont cette région est abondamment pourvue. On ne sauroit douter encore que ces mêmes aponévroses ne reçoivent en même temps beaucoup de couches de tissu cellulaire, par où elles acquierent encore de nouvelles liaisons avec les parties internes & externes. A l'égard des nerfs qui se distribuent dans cette portion de l'organe extérieur, ils sont si peu considérables, qu'à ne juger de la sensibilité de cette partie, que par la proportion des nerfs qu'elle reçoit, il faudroit nécessairement en conclure que cette sensibilité est à un dégré beau-

coup moindre que celui qu'on peut conftater à tout moment par l'obſervation :
ce qui prouve, ainſi que nous l'avons
déja remarqué, que l'activité & la ſen-
ſibilité des parties dépendent au moins,
autant de leur propre conſtitution, que
des nerfs qui s'y diſtribuent. C'eſt par
cette raiſon, que nous avons cru devoir
moins regarder les filets nerveux, comme l'inſtrument unique de l'action des
autres organes, que comme la cauſe
déterminante de cette action.

Il réſulte de ce que nous venons d'ex-
poſer ſur la conſtitution & les liaiſons
particulieres de cette portion de l'organe extérieur, que ſi l'inſpection anatomique ne nous conduit pas évidemment à la connoiſſance des propriétés
que l'obſervation nous y fait appercevoir clairement, au moins elle ne nous
préſente rien qui puiſſe contrédire cette
obſervation, ni les conſéquences qui
en doivent naître. La premiere & la
plus eſſentielle des propriétés de cette
portion de l'organe extérieur, évidem-

ment prouvée par la difpofition tendi-
neufe, aponévrotique & mufculaire
qu'on y apperçoit, eft d'être le centre
de cet organe pris en général.

L'obfervation nous prouve incontef-
tablement, ainfi que nous l'avons remarqué, en traitant du mouvement &
du repos, qu'il ne fe fait point d'action
extraordinaire dans le corps, qui ne
foit précédée, ou *inftantanément* accompagnée d'une contraction plus ou
moins fenfible dans cette portion de
l'organe extérieur, felon les mouvements
qu'on a befoin de faire. Il fuit de-là évidemment, qu'on peut confidérer tout cet
organe, comme une efpece de grand
mufcle aponévrotique, qui a beaucoup
de ventres & d'interfections tendineu-
fes, mais dont le méchanifme en général, bien différent de celui de prefque tous les autres mufcles, eft en partie foutenu, dirigé & déterminé par
l'effort de ce tendon principal. On fait
que ce centre tendineux recouvre la
partie antérieure du centre des forces

phréniques, en s'y liant intimement, &
en se prolongeant de-là sur la gaine des
muscles droits : on peut même ajouter
que le diaphragme peut être considéré
à son tour de la même maniere que
l'organe extérieur, comme ayant plusieurs parties musculaires étendues dans
sa circonférence ; & ayant son centre
tendineux, par lequel il paroît se lier
plus particuliérement avec le centre
tendineux de l'organe extérieur.

La même observation qui constate la
contraction de ce centre extérieur pendant que le corps est dans quelque mouvement extraordinaire, ne montre pas
moins sensiblement que les organes
phréniques soutenus par une plus vive
réaction de la masse intestinale, entrent
aussi en même temps dans un état de
contraction ; de maniere que tout y paroît ménagé, pour produire un appui &
un contrebalancement proportionné aux
forces qu'il s'agit d'employer par le
moyen de l'organe externe. Ce n'est
que par l'observation qu'on peut parve-

nir à connoître bien certainement le
rapport essentiel des parties internes &
externes de ce centre, avec les parties
intérieures & extérieures de la tête; &
on sent, en s'observant soi - même,
beaucoup mieux qu'on ne pourroit le
connoître autrement, combien les parties intérieures & extérieures de ces
deux centres s'affermissent & se prêtent
des forces réciproques par leur mutuelle
réaction. Quant au rapport général,
c'est-à-dire, au commerce d'action &
de réaction de tout l'organe extérieur,
avec toutes les parties internes, on en
aura des preuves beaucoup plus complettes, en discutant le méchanisme des
vicissitudes des maladies, qui passent
des parties intérieures aux extérieures,
& des extérieures aux intérieures. Ce
méchanisme ne consiste que dans l'effet
des divers changements qui arrivent
dans le commerce d'action & de réaction, entre l'organe extérieur, & les
parties internes.

ARTICLE III,

Article III.

Du méchanisme des effets que les sensations produisent sur l'action des organes.

Venons à l'examen des affections de l'ame, que nous ne considérerons néanmoins, qu'autant que leurs effets sensibles, & la comparaison de ces effets avec ceux des autres causes essentielles à la durée de la vie, pourront nous conduire dans nos recherches. S'il s'agissoit absolument pour cet examen, de remonter jusqu'au premier instant où le cerveau a pu être affecté par des impressions sensibles, il faudroit déterminer cet instant au moment même de la naissance. Les agitations, les cris, les regards tantôt égarés, tantôt attentifs de l'enfant qui vient de naître, peuvent être regardés comme des phénomenes, par lesquels les besoins de la vie, & les rapports essentiels qui la font tenir à des causes étrangeres au corps, se décelent presque machinalement. Ils font juger en même temps du sentiment pénible que tous les organes des sens éprouvent dans les premiers instants qu'ils sont ébranlés : le repos & le sommeil qui succedent à ces agitations doivent faire juger que les organes des sens se sont déja assez pliés aux déterminations produites par ces impressions pénibles, pour qu'ils ayent cessé d'en être trop irrités. Ce n'est donc que ce qui reste de la disposition établie dans ces organes, par l'effet de ces premieres impressions, qui fait que les enfants cessent d'éprouver des douleurs nouvelles par le renouvellement de ces mêmes impressions ; d'ailleurs, le soin qu'on a eu de pourvoir aux premiers besoins connus de l'enfant nouveau-né, a éloigné d'autres causes de douleur ou d'incommodité, dont la présence n'auroit pu que perpétuer ses souffrances. Lorsque l'enfant s'éveille, il a d'autres besoins, & le premier est celui de la nourriture, qui, après un court intervalle, est de nouveau suivi du besoin

de sommeil ; mais pendant cet intervalle, on voit l'enfant promener ses regards avec un air d'attention, qui est
une preuve presque certaine des impressions qu'il a déja reçues, & qu'il continue de recevoir par les sens ; & cette
même attention paroît devoir encore
être regardée comme une marque du
secours d'action, que le principe des
nerfs retire déja de ces impressions.
Nous ne nous attacherons point à par-
courir exactement les gradations de leurs
effets dans les premieres années de la
vie, d'autant plus que ces gradations
se présentent assez naturellement, pour
qu'il soit aisé de les appercevoir : pre-
nons donc l'enfant déja accoutumé depuis quelques années à l'activité de ses
sens, & avec des penchants déja formés à suivre les objets qu'il sait par
expérience être propres à renouveller
cette activité : le fond de ces penchants n'est que la vivacité avec laquelle l'homme se porte à ce qu'il dé-
sire, ou à ce qu'il croit lui convenir.

F f ij

On fait affez, fans qu'il foit néceffaire de nous attacher à le prouver,
qu'à tout âge, les effets des fenfations
qu'on cherche à fe procurer, font principalement relatifs aux divers fentimens
que nous avons de notre exiftence. Nous
n'avons point eu befoin de maître pour
acquérir le fond de ce fentiment; il eft
pourtant certain que l'éducation eft en
état de le rectifier beaucoup; & en effet, on l'accoutume, principalement
d'après fa propre expérience, à n'être
point extrême dans la vivacité avec
laquelle il fe porteroit naturellement
aux objets qui le flattent, & dans l'a-
verfion dont il fe prendroit contre ceux
qui le bleffent. On peut établir là-deffus une divifion naturelle de toutes les
fenfations; en fenfations agréables, favoir, celles qui augmentent le fentiment de notre exiftence; & en fenfations pénibles, favoir celles qui, par
la douleur & la frayeur qui en eft
prefqu'inféparable, bleffent ce fentiment.

Les effets journaliers des fenfations

qui afsûrent notre exiftence, en contribuant effentiellement à l'exercice des principales fonctions de l'économie animale, ne peuvent que produire une facilité particuliere d'ébranlement dans les parties, dont l'action eft principalement déterminée par l'effet de ces impreffions : Qu'il nous foit permis de défigner par le nom de *courants d'ofcillations*, cette difpofition ainfi acquife.

Nous ne ferons point d'application à l'action particuliere du cerveau, de ce que nous avons propofé au fujet de l'affinité, qu'il y a probablement entre la nature des nerfs & l'activité du fluide éthérien ou électrique ; premierement, parce que cette application fe préfente affez d'elle-même, & qu'en fecond lieu, il nous paroit peu convenable de faire ufage à ce point-là d'une pareille probabilité, quelque plaufible qu'elle puiffe être, avant qu'elle ait paffé par l'épreuve des examens critiques, auxquels feuls il appartient d'en fixer la légitimité & l'étendue. D'ailleurs, il importe peu à ce qu'il s'agit de difcuter ici, que le méchanifme défigné par ce que nous demandons, qu'il nous foit permis d'appeller des *courants d'ofcillations*, confifte plus ou moins dans l'action propre du cerveau, ou dans celle du fluide électrique.

Quoi qu'il en foit de ce méchanifme, il eft certain que l'action continue de fe porter avec d'autant plus de facilité vers les endroits où ces courants font formés, qu'elle y a été plus fouvent déterminée; de maniere donc, qu'à mefure que ces courants s'établiffent, les organes qui s'y plient, doivent fe nourrir, s'accroître, & fe difpofer de plus en plus, felon cet ordre de déterminations : ce qui montre affez clairement en quoi confifte la force phyfique des habitudes. Il eft aifé de fe repréfenter par cette maniere de confidérer l'action fenfible, quel eft le fond du méchanifme des fenfations agréables ou pénibles, & quelle eft la nature des impreffions qu'elles doivent laiffer. Or, ces impreſſions n'étant, comme nous venons de le remarquer, que des eſpeces de courants d'oſcillations qui deviennent néceſſairement une des principales cauſes déterminantes du jeu de l'économie animale, on voit facilement ce qui doit réſulter en général, de tout ce qui favoriſe, ou qui contrarie les effets de ces cauſes.

ARTICLE IV.

De la conſtitution propre & relative du reſſort du principe des nerfs.

Il faut conſidérer plus particulierement ces courants d'oſcillations, ainſi que la maniere dont ils ſont renouvellés & entretenus, afin de pouvoir les établir, comme une des principales cauſes déterminantes du jeu de l'économie animale. Nous avons déja remarqué, ſuivant un axiôme généralement reçu, que toute force dans le corps vivant, ſuppoſe une puiſſance de reſſort; or, cette puiſſance ne peut con-

fister que dans l'antagonifme qui conftitue l'action propre & relative de tous
les organes. S'il n'y avoit qu'une voie,
par laquelle les impreffions fenfibles
puffent arriver dans le principe des
nerfs, on feroit fort en peine d'établir
cet antagonifme; car il eft très - vrai-
femblable, que s'il n'y avoit qu'une
voie pour recevoir ces impreffions, elles ne fauroient produire un renouvellement convenable d'action pour des
organes qui doivent agir, felon des
loix d'antagonifme, fur - tout lorfque
ces loix font fort compliquées. Mais,
comme tous nos fens font autant de
différentes voies, par lefquelles ces impreffions nous viennent, on peut aifément comprendre par-là, comment tous
ces divers ébranlements peuvent, en fe
concentrant dans le cerveau, former un
affemblage de déterminations contraires
d'action, qui y établit un principe d'antagonifme. En effet, l'expérience de
ceux à qui quelque fens manque, ou
de ceux qui font privés des objets pro-

pres à quelqu'un des sens, ou enfin de ceux qui ont des sensations trop unies, trop égales, montre évidemment l'existence de cet antagonisme, la nécessité dont il est pour le jeu de l'économie animale, & les conditions essentielles à son renouvellement & à ses effets. On voit en ces occasions, que la force & l'harmonie de l'action du principe des nerfs diminuent, à proportion qu'elles ne sont point renouvellées par toutes les voies des sens, ou, pour mieux dire, par un certain dégré & une certaine diversité d'impressions sensibles.

Nous n'avons à considérer ici sur cette constitution de ressort du principe des nerfs, que l'état d'irritation qui en doit nécessairement résulter pour l'action propre & relative du cerveau. Les Anciens avoient rangé les affections de l'ame, au nombre des causes essentielles à la durée de la vie; c'étoit, sans doute, par l'expérience, qu'ils avoient du *déconcertement* des fonctions de l'économie animale, arrivé à ceux qui étoient privés de tout objet propre à les affecter. Cette observation, de la vérité de laquelle il n'est presque personne qui ne puisse avoir des especes de preuves plus ou moins concluantes, constate suffisamment le rapport essentiel des impressions sensibles avec le ressort de la tête : ainsi ces impressions ne sauroient nous manquer, sans que le principe des nerfs fut hors d'état de continuer son action, pour soutenir notre maniere d'exister; car, si la tête dépourvue de son action propre étoit réduite à n'avoir qu'une action relative, notre existence ne seroit plus qu'une maniere de végétation, & encore seroit - elle vrai - semblablement d'une courte durée. De-là, il est aisé de voir à quel point nos besoins naturels sont la source de nos désirs & de nos affections, & comment ils doivent, en renouvellant constamment les soins & les mouvements qui nous portent à nous assûrer des objets propres à les satisfaire, contribuer essentiellement au soutien du jeu de l'économie animale : voilà donc une tendance de nos affections & de nos mouvements qui s'établit en nous bien fortement & bien naturellement, & qui doit former une des principales caufes déterminantes d'action qu'il puiffe y avoir dans le principe des nerfs.

Mais, comme on ne fauroit établir l'activité des organes, que par des puiffances de reffort, & qu'il faut que ces puiffances foient en état de multiplier leurs efforts, à proportion que les mouvements doivent s'accroître ; d'ailleurs, l'action de la tête produite par fon reffort naturel, & par celui qui lui vient de l'irritation des impreffions fenfibles, n'étant qu'une action qui lui eft particuliere, & qui eft peu en état de s'exercer fur d'autres organes, il faut donc, lorfqu'il s'agit de rendre cette action relative à celle des autres organes, & aux mouvements extraordinaires dont ils ont à s'acquitter, qu'elle foit confidérablement augmentée, & même

en partie déterminée par un commerce
d'action & de réaction, avec quelque
autre centre considérable de mouvement ; car il n'y a aucune raison qui
puisse faire croire que les causes de
l'action propre de la tête fussent seu-
les en état d'augmenter son ressort, de
maniere qu'elle n'eût pas besoin d'en recevoir par d'autres causes, lorsqu'il s'a-
giroit d'exercer son action relative aux
autres parties du corps. En considérant
la tête dans tous ses rapports avec le
reste du corps, on peut aisément voir
que son action particuliere n'a réellement d'autres effets, quant à l'action des autres parties, que celui de la
mettre en proportion de forces & de
résistance avec les organes qu'elle doit
contrebalancer, principalement avec le
centre des forces phréniques avec lequel elle a, comme nous croyons l'a-
voir suffisamment établi, un commerce
d'action plus direct, plus constant &
plus considérable qu'avec toutes les autres parties. Il paroît aussi que ce n'est

que de cet état d'antagonifme que peut réfulter l'état d'effort , fans lequel la tête ne fauroit exercer fon action relative ; mais on en fera encore plus convaincu, fi on examine avec attention quel peut être le méchanifme du *déconcertement* de l'action de la tête qui arrive à ceux qui font privés du fecours des impreffions fenfibles. De quelque côté qu'on confidere une pareille révolution, il eft impoffible de la concevoir clairement, à moins qu'on ne fe repréfente l'état de compreffion & d'inaction où la tête doit néceffairement fe trouver par l'effet d'une force de réaction de la part de quelqu'autre organe , qu'elle n'eft plus en état de contrebalancer. Cette confidération fournit une nouvelle raifon de croire que la tête agit beaucoup moins fur les autres parties du corps par fon action propre, que par les forces qui réfultent de fon antagonifme, avec le centre des forces phréniques.

Article V.

Des moyens les plus propres à constater le rapport essentiel des effets des sensations avec l'action des organes.

Tout ce que nous avons exposé jusqu'ici sur les correspondances générales & particulieres du corps, & notamment sur celle de la tête avec le centre des forces phréniques, n'est en partie fondé que sur des raisonnements physiques & anatomiques. S'ils ne suffisent pas pour donner un appui solide à l'existence & aux loix de ces rapports, on peut voir au moins, que bien loin d'y apporter de la contrariété, ils acquierent eux-mêmes une nouvelle clarté, à mesure qu'on les applique aux résultats d'une exacte observation des divers états de l'économie animale, soit dans l'état de santé, soit dans l'état de maladie ; mais quelle que soit la force des conséquences qu'il y a à tirer de ces raisonnements, il n'y a aucune de ces conséquences qui soit entrée primitivement dans les motifs de conviction, sur lesquels on a fondé l'idée de l'économie animale que nous avons entrepris d'exposer dans cet ouvrage.

Nous avons vu si clairement & si distinctement, par une infinité de faits de toutes les especes, observés, comme nous l'avons dit, dans l'état de santé & dans l'état de maladie, que presque tous les changements qui arrivent au corps humain dépendent absolument de ceux qui se passent dans le centre des forces phréniques ; ceux-ci produisent presque toujours les autres changements d'une maniere si prompte & si remarquable ; la diversité des parties affectées, & celle du dégré de leur lésion, paroît aux yeux d'un observateur attentif, dépendre si évidemment de la diversité des endroits où ce centre se trouve affecté, ainsi que du dégré auquel il l'est dans quelqu'un, ou en plusieurs de ces endroits ; que quand même il y auroit quelques cas particuliers

où les vices & les révolutions de ce
centre ne se manifesteroient pas d'une
maniere aussi évidente qu'ils le font ordinairement, il n'en sauroit résulter que
ces cas particuliers pussent fournir des
objections valables contre une vérité si
clairement établie par tant d'autres observations. Il seroit même difficile d'entrer légitimement en quelque contestation là-dessus, puisque ce ne pourroit
être qu'une contestation de faits, dont
au moins tout homme de l'Art est en
état de se convaincre par lui-même. Il
est vrai, que par le défaut d'habitude
de cette maniere d'observer, on peut,
ainsi que nous l'avons déja remarqué,
ne pas trouver les premieres observations aussi lumineuses qu'elles le font
pour ceux qui, par cette habitude, ont
acquis une certaine addresse & une certaine sagacité dans ce genre d'observation ; & il pourroit par conséquent
arriver, qu'il y eût des personnes, qui
ne trouvant pas aux premiers examens
la confirmation des faits qu'ils cherche-

roient à vérifier, croiroient pouvoir en conclure que ces faits ne sont pas vrais, ou qu'ils ne sont pas tels qu'on les a énoncés ; car il seroit difficile que, quelque léger que fût l'examen, on n'apperçût pas au moins quelques apparences d'un fait réellement existant : on peut juger par - là de la défiance qu'il seroit permis d'avoir des jugements légérement portés sur cette matiere.

Quant à nous, nous nous sommes trop asûrés par des preuves de sentiment, qui ne sauroient tromper, de la réalité de tous ces faits, pour qu'il puisse nous rester aucun doute sur la solidité du parti qu'on en peut tirer. Ainsi nous croyons pouvoir asûrer qu'il y a un principal & perpétuel commerce d'action & de réaction entre la tête & le centre des forces phréniques ; que par conséquent l'action de l'un se communique à l'autre, dans le même instant qu'elle est déterminée, & que par - là, le jeu de la respiration doit être pour la tête une cause constante d'oscillations. Il n'y a donc point d'impression qui se fasse assez fortement dans le cerveau, pour être une impression sensible, qui dans le même instant ne produise des vibrations qui vont jusqu'au centre des forces phréniques : & en effet, il n'y a qu'à consulter attentivement l'expérience, pour s'assûrer que l'effet des sensations n'existe véritablement, qu'autant qu'elles ont produit ce complément d'oscillations : on a là-dessus une observation bien concluante. On a vû des gens, qui en conservant la faculté du raisonnement, avoient perdu en grande partie l'usage & la justesse du sentiment. On auroit détruit devant eux tout ce qu'ils avoient de plus cher, qu'ils ne s'en seroient pas émûs, ou qu'ils n'auroient fait qu'en rire : ce singulier phénomene a été observé dans le commencement de certaines fiévres malignes; on l'a vu arriver quelquefois au dernier terme de quelques ulceres de poitrine, & quelquefois dans certains paroxismes d'af-

fection hipocondriaque. Il est essentiel
de remarquer qu'en tous ces cas le
centre des forces phréniques est principalement affecté. Les occasions de faire
des observations de ce genre, mais à
la vérité, à un beaucoup moindre dégré
de lésion, ne se présentent pas aussi rarement qu'on pourroit d'abord le croire, par la singulatité dont elles paroif-
sent. Quelle solution pourra-t-on donner d'un tel phénomene, si on ne veut
pas l'expliquer, suivant les loix du rapport qu'il y a entre la tête & les forces phréniques ? Le raisonnement pa-
roissant juste dans les personnes ainsi
affectées, on ne sauroit supposer qu'il y
ait un vice à la tête capable d'y abo-
lir le sentiment; au lieu qu'il est aisé
de concevoir, suivant les loix de l'action respective de la tête, & du centre
des forces phréniques, que le simple raisonnement, qui ne consiste en partie
que dans une action de réminiscence,
peut se faire jusqu'à un certain point,
au moyen de l'action propre du cer-

veau, & qu'au contraire les sensations
qui n'existent, qu'autant qu'elles sont
portées jusqu'au centre d'action où les
mouvements relatifs à ces sensations
doivent être déterminés, ne peuvent
par conséquent s'établir, ou se renouveller, comme il le faut, pour nous
en faire éprouver le sentiment, & nous
mettre par-là en état d'agir, ou de
parler en conséquence de ce sentiment, que par l'effet de l'action relative de la tête. Or, il n'est pas difficile
de comprendre qu'il peut se trouver
dans la réaction des forces phréniques
un vice qui ne soit pas au point d'intercepter l'action propre du cerveau,
quoiqu'il nuise considérablement à son
action relative. Il sera aisé de voir, par
l'examen des maladies, qui ont véritablement de la malignité, & sur-tout dans
la catalepsie, que ces dispositions sin-
gulieres qui alterent si fort le sentiment, ne consistent que dans un vice
des forces phréniques, & que ce n'est
q e ce vice porté à un certain dégré,

qui conſtitue le caractere de la véritable malignité.

Article VI.

Du méchaniſme de l'action propre de la Tête.

Notre ſujet n'exige pas, ainſi que nous l'avons fait remarquer, que nous entrions dans des détails particuliers ſur les ſenſations, puiſque nous n'avons à les conſidérer, que relativement à leurs divers effets ſur l'activité du principe des nerfs, & ſur celle du centre des forces phréniques. Il eſt certain que les effets des ſenſations ne doivent être conſidérés en ce ſens-là, que comme un renouvellement d'action que la tête a beſoin de recevoir conſtamment dans l'état de veille de la part des objets qui l'affectent. C'eſt par la continuité de ce renouvellement d'action, qu'elle eſt miſe en état de contrebalancer la réaction de l'autre centre, & enſuite d'y exciter au beſoin l'action propre à déterminer les mouvements relatifs aux soins de notre subsistance & de notre sûreté, & à l'intérêt de nos affections. On sait que les idées qui résultent du sentiment de nos besoins, & des diverses circonstances où nous nous trouvons, par rapport aux objets de ces besoins, doivent nécessairement produire de temps en temps une observation attentive sur les moyens de mettre ces objets à notre portée, ou de les y maintenir, & ensuite des combinaisons sur le choix & l'emploi de ces moyens. Il faut donc constater, autant qu'il est possible, le changement qui arrive nécessairement dans le commerce d'action de ces deux principaux centres, pendant la durée de cet état d'attention & de combinaison.

Personne ne peut douter que l'état de réflexion ne fasse éprouver bien distinctement le sentiment d'une action qui paroît se suspendre dans un endroit, pour se multiplier dans un autre. Ce sentiment de suspension d'action se fait appercevoir si manifestement vers le centre des forces phréniques, en même temps que l'augmentation se fait sentir à la tête, que nous nous croyons dispensés d'entrer là-dessus dans une plus longue discussion. Or, après ce que nous avons établi du commerce d'action & de réaction entre ces deux principaux centres, on voit bien, que si celui des forces phréniques en recevoit la quantité accoutumée, la tête n'en conserveroit point assez, pour se mettre dant l'état d'effort nécessaire au soutien & à la comparaison des images, qu'alors l'ame doit appercevoir plus vivement, ou plus long-temps, afin d'en juger avec assez de connoissance : c'est ainsi que la faculté de penser commence à se mettre en exercice. On voit de-là, comment, & à quel point cet exercice doit, à proportion de son *intensité* & de sa durée, déranger l'économie naturelle de l'action réciproque de ces deux centres, & même établir, lorsqu'il se renouvelle trop souvent, des courants d'oscillations contraires à cette économie. C'est encore par-là qu'il est aisé de comprendre pourquoi l'état de réflexion demande un état de repos, ou d'un exercice doux & uniforme, puisque le corps ne sauroit être en mouvement, sans une augmentation proportionnée du jeu du diaphragme, & que l'action propre de la tête diminueroit nécessairement, à proportion que celle du diaphragme augmenteroit : ainsi le genre d'effort nécessaire de la part de la tête, pour soutenir les images qui forment l'objet de nos réflexions, doit se faire d'autant plus difficilement, que l'action du diaphragme se sera accrue; comme réciproquement, l'action propre du diaphragme doit diminuer, suivant la durée & l'intensité de l'état de réflexion. Ces vicissitudes d'action font connoître assez clairement quels sont les avantages propres & relatifs, ou les vices & les disproportions que ces deux principaux centres peuvent acquérir par l'usage bien ou mal réglé de leurs fonctions propres.

ARTICLE VII.

A R T I C L E   VII.

De la principale cauſe déterminante de l'aĉion propre de la tête.

Nous avons dit que le ſentiment de notre exiſtence eſt le centre auquel ſe rapportent toutes nos ſenſations : c'eſt ce qu'on voit dans les premiers temps de l'enfance, comme dans un âge plus avancé. Il ſuit de-là, que ſelon les ſenſations agréables ou pénibles qu'on a éprouvées, il doit ſe former néceſſairement des penchants & des averſions pour les objets qui ont été la cauſe de ces diverſes ſenſations : or, comme les ſenſations que les beſoins de la vie nous font éprouver, ſont celles qui nous affeĉtent le plus, & qui ſe répetent le plus ſouvent ; il s'en ſuit, ainſi que l'expérience le fait voir, qu'elles doivent ſe graver en nous plus profondément, & par conſéquent, former des courants plus libres & plus aĉifs, pour nous porter & nous attacher aux objets de

H h

nos besoins, & par-là de notre affection, & nous faire ainsi éviter ceux de notre aversion, ou de nos craintes.

Nos premieres mœurs ne sont donc dans le fond que les premieres habitudes du sentiment, c'est-à-dire, des déterminations d'action, produites par le désir de jouir de ce qui nous est agréable, & de nous garantir, par la fuite, ou par la résistance, de tout ce dont nous craignons d'avoir à éprouver des sensations pénibles. A mesure que nous avançons en âge, en forces, & en talent, on nous fait connoître d'autres besoins émanés de l'état de société, & si bien liés aux conditions de notre existence, que nous ne pouvons que les confondre avec ce que nous sentions déja y être le plus nécessaire. C'est ainsi que des soins relatifs à l'état de société, prennent la place de ceux dont on s'occuperoit nécessairement dans l'état de nature. C'est par ces soins qui nous font tendre perpétuellement à rapprocher ou éloigner les choses, que nous jugeons devoir nous être favorables ou contraires, que nous parvenons à renouveller à tout inſtant l'activité du ſentiment de notre exiſtence : voilà les premieres ſources des mœurs des hommes de tous les âges, de tous les climats, de toutes les ſociétés ; mais comme, en général, les complexions des hommes ſont différentes, ſelon les divers climats où ils ſont nés, & ſelon leurs diverſes manieres de vivre, ils ont auſſi des mœurs & des uſages relatifs à leur complexion.

Article VIII.

Du méchaniſme des diverſes habitudes de ſentiment & de mouvement, relatives aux divers Climats.

Quoiqu'il y ait beaucoup d'apparence que les Climats extrêmes produiſent des différences bien réelles dans toutes les parties du corps, il ſuffit néanmoins pour notre objet, de conſidérer la différence qui ſe trouve dans la conſtitution de l'organe extérieur en ceux qui habitent les pays méridionaux, & ceux qui vivent dans les pays septentrionaux; nous examinerons ensuite les principaux effets de cette différence.

Nous croyons avoir suffisamment établi, en son lieu, l'existence & les fonctions de l'organe extérieur, & il nous paroît qu'on doit conclure de ce que nous avons exposé sur ce point, que l'organe extérieur n'étant, à proprement parler, qu'une des principales appartenances du centre des forces phréniques, ainsi que de la tête, & ne pouvant d'ailleurs être regardé que comme l'instrument propre de tout mouvement & de tout effort extraordinaire, il faut par conséquent considérer sa constitution, comme la cause principale de la force ou de la débilité du corps. Or, on sait assez, pour qu'il ne soit pas nécessaire d'entrer là-dessus, ni en preuve, ni en explication, que les habitans des pays méridionaux ont en général cet organe beaucoup moins compact,

& par conséquent beaucoup moins fort
que ceux qui vivent dans les pays septentrionaux. Cette différence doit nécessairement en produire une autre très-
considérable entre les propriétés des
corps aussi différents en constitution,
& par conséquent, entre les rapports
qu'ils ont avec les causes essentielles à
la durée de la vie. Nous nous contenterons donc de remarquer ici le peu
de force corporelle des habitants des
pays méridionaux, tant par les effets du
climat, que par l'espece & la petite
quantité d'aliments dont ils usent; &
au contraire, la constitution robuste des
habitants des pays septentrionaux, qui
leur donne autant de penchant pour
de violents exercices, que ceux des
pays méridionaux en ont pour une vie
tranquille & retirée. Mais il faut remarquer que les habitants des pays méridionaux ont le sentiment d'autant plus
vif, qu'ils ont moins de force corporelle; & qu'au contraire, les habitants
des pays septentrionaux doivent être

d'autant plus difficilement affectés, que leur force corporelle est plus considérable. C'est sans doute ce qui a fait que les Arts & les Sciences sont nés dans les pays méridionaux, d'où ils se sont répandus dans les parties septentrionales, & qu'au contraire, les irruptions & les migrations des peuples qui ont ravagé la terre, se sont presque toujours faites du Nord au Sud. C'est delà, & ensuite par quelques sous-divisions relatives aux diversités des climats, qui s'éloignent plus ou moins de ces deux climats extrêmes, & aux différences qu'il y a à faire des parties de chacun de ces mêmes climats plus ou moins méridionales ou septentrionales, qu'on peut déduire, ainsi que l'a fait récemment un Auteur aussi profond en Philosophie, qu'en Jurisprudence, les principaux caracteres distinctifs des diverses Nations.

On peut juger par ce que nous venons d'exposer, que c'est principalement d'après la différente activité, ou, ce qui

revient au même, d'après les mœurs &
les usages des diverses Nations, qu'ont
été formées les différentes constitutions
de société & de gouvernement établies
par les puissances qui ont soumis ces
Nations ; c'est-à-dire, que les Souve-
rains leur ont fait des conditions plus
ou moins favorables, selon le parti
qu'ils ont cru pouvoir en tirer, pour le
soutien & l'accroissement de leur puissance, & pour les avantages de l'Etat
qu'ils ont voulu former.

Tous les hommes naissent donc tri-
butaires par leurs talents, comme par
leur fortune, de la puissance qui les
gouverne ; & de-là résulte le bien public, envers lequel tous les membres
de l'Etat sont donc naturellement &
constamment obligés, & ils lui sont
même d'autant plus redevables, qu'ils
sont à chaque instant dans le cas d'y
participer. Par cet ordre, la force du
Prince & celle de l'Etat se trouvent
absolument respectives : voilà l'origine
de nos premieres obligations envers la

société où nous vivons, & envers la puissance qui gouverne cette société.

Mais, comme il s'agit moins ici de considérer ces obligations, comme regle de nos devoirs, que comme cause déterminante d'une action essentielle au jeu de l'économie animale, & de-là, au soutien de la vie, nous nous attacherons principalement à faire voir que les différentes sortes de soins & d'occupations qui nous sont imposées par les devoirs de l'état qu'on a à remplir dans la société, comme par ceux de citoyen & d'homme sociable, forment la vraie source des sensations qui nous sont constamment nécessaires, pour entretenir l'action propre & relative de la tête; d'où il sera aisé de juger à quel point il nous importe de conserver des rapports aisés avec les objets de ces sensations. C'est une matiere que nous discuterons néanmoins ailleurs plus particuliérement.

Il résulte de ce que nous avons déja exposé, sur l'importance des effets des fenfations, pour le jeu de l'économie animale, qu'il eft abfolument néceffaire d'avoir fans ceffe dans l'état de veille le fentiment occupé ou excité par l'ufage des objets de nos befoins & de nos affections, ou par les foins de nous les procurer & de nous en afsûrer, ou l'efprit tendu par des idées relatives à la sûreté & aux avantages poffibles de notre exiftence. Il fuit de-là, qu'on ne parvient à foutenir la vie dans le meilleur état poffible, qu'autant, qu'après avoir juftement évalué le dégré de rapport réel de tous ces objets, avec nos véritables avantages, & bien conçû parlà l'ufage qu'il convient de faire de ces objets, on a fu fe les mettre à portée, de maniere à pouvoir en jouir à propos, & cependant y trouver une fource continuelle de foins & de mouvements, pour les maintenir à ce point convenable. Mais puifque le fentiment n'eft en état de faire fans ceffe, comme il le doit, le principal foutien de la vie, qu'autant que par des défirs & des foins, ou par un usage actuel, il est constamment aux prises avec quelque objet qui lui soit propre, & qu'il est bien vrai que la sphere de nos besoins naturels ne sauroit occuper l'esprit ou le sentiment, autant qu'il a besoin de l'être, pour soutenir le jeu de l'économie animale, il ne nous resteroit donc, pour suppléer à ce défaut, qu'à nous jetter dans le tumulte des passions, si nous n'avions le moyen d'y suppléer infiniment mieux par les vues que nous avons presque toujours, d'augmenter notre sûreté & notre existence. Lorsque ces vues sont bien prises, elles nous inspirent de l'attention, de l'exactitude à tous nos devoirs, & l'émulation qui nous porte à bien mériter de la société & de l'intérêt commun. En effet, nous ferons voir clairement que c'est-là le vrai moyen de nous entretenir dans le sentiment le plus complet que nous puissions avoir de notre existence. Il estdonc bien certain que quelque grande que soit l'abondance des biens qu'on possede, on ne peut jamais se flatter d'avoir, indépendamment des effets que produisent en nous à tout instant les liens qui nous attachent à l'intérêt général, suffisamment pourvu, au besoin continuel que nous avons de sensations, & moins encore à celui de renouveller & de varier, comme il le faut, les impressions que nous avons à recevoir des objets qui nous environnent. Ainsi, la perpétuelle dépendance où nous sommes des objets relatifs à notre subsistance, ou à notre sûreté, & de la suite continuelle des sensations qui en résultent, nous obligent essentiellement à nous entretenir dans des rapports faciles avec ces objets : or, ces rapports qui font sans doute les vrais noeuds de la société, ne peuvent s'établir & se maintenir, qu'autant qu'on a su se lier à l'intérêt commun par les devoirs de l'état qu'on a à remplir, & par les autres devoirs particuliers de la société, & qu'autant qu'on s'est d'ailleurs habitué à remplir ces devoirs avec exactitude.

Plus on consultera avec attention l'expérience journaliere, plus on trouvera, qu'indépendamment même de l'obligation naturelle, notre intérêt particulier exige, tant par rapport à la sûreté de notre exiſtence, qu'au beſoin continuel de renouveller notre activité par une ſuite de ſenſations variées, que nous conſervions des rapports conſtants & aiſés avec l'intérêt général. Ainſi l'idée d'attacher ſon bonheur à s'exempter des ſoins & des peines qu'entraîne l'état qu'on a dans la ſociété, n'eſt qu'une penſée illuſoire, qui conduit bientôt ceux qui ont le malheur de la ſuivre, à des inconvénients infiniment plus fâcheux que ceux dont ils vouloient ſe préſerver : cette propoſition eſt bien prouvée par l'exemple de la plûpart des perſonnes, qui cherchant le repos, ſe ſont ſéqueſtrées de l'intérêt de la ſociété, en abandonnant l'état qui les y attachoit. Comme elles ne peuvent renoncer à faire un effet dans le monde, à cauſe du beſoin continuel des ſenſa-

tions, dont nous ne saurions nous dé-
faire, il ne leur reste alors qu'à prendre
le parti d'exciter l'attention du public
sur eux, par quelque singularité remarquable; & il convient d'observer qu'ils
s'y portent beaucoup moins par une
suite de réflexions sur leur situation
& sur leurs besoins, que par l'impossibilité de vivre sans des objets qui les
affectent : tant il est vrai que les sensations qui nous viennent des rapports
essentiels que nous avons avec la société, sont un secours, au défaut duquel rien ne sauroit suppléer, & dont
on ne sent jamais si bien le besoin,
que par l'extrême abattement qu'on
éprouve, lorsqu'on en est privé. Les
personnes qui se détachent du monde,
pour ne s'occuper que des devoirs de
la Religion, & qui, par-là, acquierent
des objets de sensations plus vifs, plus
féconds, & sans doute plus importants
que ceux qui sont fournis par les divers
intérêts de la société, ne sauroient être
comprises dans le nombre de celles qui,

après l'abandon de leur état, tombent dans un pernicieux excès d'oisiveté.

Article IX.

Des premiers résultats de nos Sensations.

Nous sentons & nous agissons, en conséquence des impressions que les divers objets font en nous par la voie des sens, & au moyen des rapports que nos besoins nous donnent avec ces objets ; mais la faculté que nous avons de raisonner, plus ou moins active, ou plus ou moins étendue, selon que le cerveau est plus ou moins disposé à obéir à l'action de l'ame, & selon l'expérience qu'on a acquise sur les objets des sensations, doit souvent suspendre pour notre avantage les mouvements naturels qui nous porteroient en beaucoup d'occasions à nous approcher, ou à nous éloigner mal-à-propos de ces objets.

Il est évident, que dans l'état de nature, ou de vie sauvage, les hommes partagés en familles , auroient vécu presque réduits à leur propre expérience , ou tout au plus , à celle d'un petit nombre de leurs pareils , avec lesquels ils auroient pu former une sorte de société ; & que par-là ils n'auroient eu qu'un bien petit exercice à faire de leur faculté de penser. Il est néanmoins probable que ceux d'entr'eux qui se seroient distingués dans quelques occasions par des traits de sagacité, ou de prudence, n'auroient pas manqué de s'attirer une confiance particuliere de la part de leurs compagnons, & que par une suite naturelle de l'esprit craintif, attaché à la constitution de notre être, parce qu'il ne renferme pas les causes de son existence, ces hommes distingués en seroient devenus en quelque maniere les arbitres dans tous les cas embarrassants : de-là, l'on peut juger à combien de sollicitudes les hommes sont naturellement exposés pour tout ce qu'il faut prévoir, ou décider relativement à la sûreté de leur existence.

On ne peut donc douter, que parmi les caufes qui ont porté les hommes à fe réunir en grandes fociétés, le réfultat de l'expérience commune, dont vraifemblablement on avoit déja dû éprouver les avantages dans les familles difperfées, ou dans les premieres petites fociétés, n'ait contribué pour le moins autant que les idées de fûreté, à former des corps de fociété plus confidérables. On ne peut confidérer les hommes dans l'état de familles difperfées, (que nous nommons une efpece de vie fauvage,) qu'occupés de la chaffe de la pêche, & en un mot de rufes & de précautions, pour furprendre ce qu'ils ne pourroient obtenir autrement, & pour éviter d'être furpris eux-mêmes : talents fimples, qui, en comparaifon de ceux qui font requis pour jouir des avantages d'une grande fociété, fuppofent très-peu de réflexion. Une telle occupation eût été néanmoins à peu près fuffifante, pour fournir chaque jour à l'économie animale le fecours de fenfations

tions & de mouvements dont elle ne
sauroit se passer ; mais comme, à mesure que les hommes ont formé de plus
grandes sociétés, leurs besoins ont dû
se multiplier, selon que les objets de
ces besoins ont été plus abondants, &
par-là moins fortuits & moins éloignés,
on voit que les soins des hommes ainsi
réunis n'ont pu que devenir fort différents de ceux des familles dispersées.
Dans le premier état, il y a toute apparence que l'homme le plus fort, le
plus déterminé & le plus adroit, étoit
aussi le mieux pourvu ; au lieu que dans
l'état de grande société, ces qualités
n'auroient presque toujours été propres
qu'à jetter dans de grands inconvénients, si elles n'eussent été tempérées
& réglées par beaucoup d'autres qualités presqu'inconnues & inutiles à la
vie sauvage. Chaque particulier qui,
dans l'état de familles dispersées, se
trouvoit presque chargé de tout ce qui
concernoit sa sûreté, sa subsistance &
ses commodités, ne fut plus obligé dans

l'ordre de grande société, qu'aux soins qui concernoient quelqu'un des avantages communs qu'on venoit d'établir, & on voit bien que ces avantages communs ne sauroient exister que par un concours de moyens qui ne se trouve que dans les grandes sociétés ; de - là on peut facilement se représenter les divers talents que les soins de pourvoir à la sûreté de l'ordre & du bien public donnerent occasion de former. Ces talents dont il est probable qu'on chargea les citoyens, selon leur aptitude à s'en acquitter, dûrent donc faire la principale partie des constitutions d'une grande société.

Nous n'entrerons point ici dans le détail, & moins encore dans la discussion des divers objets de ces talents, d'autant mieux qu'on est assez instruit des rapports que les besoins des hommes réunis en grande société ont nécessairement avec ces objets, ainsi que des causes de ces rapports. Il nous suffit de remarquer que chaque talent produit dans ceux qui s'y confacrent une certaine habitude de fenfations & de mouvements dont les effets doivent, ainfi que nous l'avons expliqué en fon lieu, établir des courants particuliers d'ofcillations, qui deviennent des caufes néceffaires du jeu de l'économie animale. Il eft donc effentiel que ces courants foient entretenus, & ils ne fauroient l'être que par des objets propres à renouveller les impreffions qui les ont formés : ainfi ceux qui fe vouent à quelque talent ne peuvent qu'acquérir une maniere d'exifter particuliere, à proportion que leur maniere naturelle d'exifter fe lie davantage aux impreffions qu'ils reçoivent par l'exercice journalier de ce talent.

On peut divifer en général tous ces talents, en ceux qui font penfer plus qu'ils ne font agir, & ceux qui font agir plus qu'ils ne font penfer. Il s'agit donc d'examiner les différentes modifications où les déterminations particulieres d'action que les effets habituels de l'une ou l'autre de ces principales causes doivent établir dans les organes qui leur servent d'instrument.

Article X.

De ce qu'il y a à considérer physiquement dans l'action de penser.

Lorsque l'ame veut se mettre dans un état de réflexion, elle produit dans le cerveau une augmentation de ressort, pour qu'il puisse soutenir aussi long - temps, & d'une maniere aussi variée qu'il le faut, les images qu'elle veut appercevoir clairement & distinctement, afin d'en faire une exacte comparaison, & en porter un jugement convenable. Nous avons déja fait voir que cet état d'effort cesseroit bientôt, si le centre des forces phréniques recevoit de la part de la tête le dégré d'action qu'il en reçoit ordinairement. Il faut donc, pour que la tête puisse se maintenir dans l'effort nécessaire pour seconder l'ame dans l'action de penser, que l'état d'ex-

piration qui eſt, comme on le ſait, celui où le diaphragme reçoit moins d'action de la part du cerveau, ſe ſoutienne
plus long-temps qu'il ne le fait ordinairement; & c'eſt ainſi que l'action du
diaphragme devient relative à l'action
propre du cerveau : ce changement eſt
donc une ſuite néceſſaire de l'occupation de la tête, qui fournit d'autant
moins d'action au jeu du diaphragme,
que l'ame en retient davantage, pour
être en état de conſidérer ſon objet.
Mais comme l'application de l'ame, ou
l'acte de la volonté qui détermine cette
application ne ſeroit pas une cauſe ſuf-
fiſante par elle-même, pour vaincre &
tenir en ſuſpens les loix ordinaires d'action & de réaction entre la tête & le
centre des forces phréniques, il arrive
que la même cauſe qui détermine l'effort de la tête & l'action relative du
diaphragme produit en même temps la
même détermination dans celle de l'organe extérieur, qui par-là devient auſſi
relative que celle du diaphragme à

l'action propre de la tête : alors les muscles du bas ventre qui se contractent naturellement dans l'état d'expiration doivent entrer dans une contraction d'autant plus permanente, que cet état d'expiration sera soutenu par la durée de l'état de réflexion. On voit clairement par-là, que l'action de penser suppose nécessairement un effort *simultané*, produit par l'augmentation de l'action propre de la tête, & par la durée de l'action relative du centre des forces phréniques & de l'organe extérieur, ainsi que de l'état de contraction des muscles du bas ventre. Il n'est pas moins évident que le dégré de cet effort ne peut qu'être proportionné au dégré de contention que l'ame emploie pour considérer son objet.

L'habitude de ce double effort doit tellement plier les organes sur lesquels il s'exerce, & y établir si bien ces courants particuliers d'oscillations, dont nous avons déja fait connoître la cause & le méchanisme, qu'elle ne peut que devenir la source d'un vrai besoin pour ceux qui, par état ou par goût, se sont voués à l'action de penser ; & il en doit résulter un penchant qui les porte presqu'invinciblement vers les objets propres à satisfaire ce besoin.

Article XI.

De l'action de la tête considérée comme cause déterminante du mouvement musculaire.

Nous avons déja dit, en traitant du mouvement & du repos, que le méchanisme de l'état d'effort de l'action musculaire exige d'abord un état plus constant d'expiration, & en même temps une réaction vive de la part de la tête & de l'organe extérieur sur le centre des forces phréniques, qui par-là, se trouve un peu déprimé. C'est ainsi qu'au moyen de la forte résistance de la masse intestinale, dont le ressort a dû considérablement s'accroître par cet état général de contraction ; il se forme dans ce centre un point d'appui proportionné

aux efforts qu'il s'agit de faire. Il résulte de-là, qu'une des conditions essentielles à ce méchanisme est, que la
tête, au lieu d'être un centre d'action
qui ne peut alors qu'absorber une partie de l'action de tout le corps, devienne
au contraire, ainsi que toutes les autres
parties organiques, un point de vive
réaction vers le centre des forces phréniques, qui est aussi celui de l'organe
extérieur; & comme la contraction des
muscles du bas ventre, & la tension de
tout l'organe extérieur, augmentent à
proportion du dégré de cet effort, il
s'ensuit que le ressort de cet organe
ne peut que s'accroître par la continuation de l'état d'effort de l'action relative
de la tête; or, ce même effort de la tête
qui a dû produire la contraction du
diaphragme, & de la masse intestinale,
presqu'au même instant que leur élévation, ne peut aussi que les y maintenir
pendant qu'il se soutient; & c'est de-là
que dépend absolument la durée du ressort extraordinaire de l'organe extérieur,

&

& de la contraction des muscles du bas ventre; car le méchanisme du jeu ordinaire du diaphragme détruiroit presqu'entiérement la détermination des forces, d'où dépend l'accroissement de ce ressort & la durée de cette contraction. Il faut même remarquer, au sujet de l'état plus constant d'expiration, que le diaphragme, lié aussi intimement qu'il l'est avec l'organe extérieur, ne peut qu'être particuliérement distendu & irrité par la contraction générale de cet organe; de sorte que le diaphragme ne peut que recevoir par cette irritation, un surcroît de ressort qui supplée probablement à l'action retenue pour le soutien de l'effort de la tête : c'est ainsi qu'est produit l'état de résistance convenable, pour affermir les deux principaux points d'appui essentiels à l'augmentation des forces de l'organe extérieur, formés par l'effort respectif de la tête & du centre des forces phréniques.

Article XII.

Des effets produits sur le jeu de l'économie animale par les divers états de l'action de la tête.

Les avantages & les inconvénients de l'usage bien ou mal réglé de l'action de penser, ainsi que de l'exercice des forces musculaires, peuvent être en partie déduits de ce qui a été exposé au sujet des courants particuliers d'action, que l'habitude de certains mouvements doit nécessairement produire dans les organes par lesquels ils s'exercent. Il est évident, que plus ces courants deviennent propres à déterminer une plus grande quantité d'action, plus l'habitude qu'on s'en fait en devient forte, ce qui fait nécessairement que les organes qui ne sont pas l'instrument de cette habitude, sont non-seulement frustrés du surplus d'action attiré par ces courants, mais encore d'une partie des ressources propres à

suppléer à cette action, qui sont les autres causes de mouvements ou de sensations dont cette habitude ne peut
que détourner. D'ailleurs, nous croyons
avoir assez fait connoître les loix de
l'action respective de toutes les parties
organiques, pour qu'il ne soit pas difficile d'en faire l'application à tous les
effets que l'usage bien ou mal réglé de
l'exercice de l'esprit ou du corps, doit
produire sur le jeu de l'économie animale ; mais cette application, quant à
l'usage bien ou mal réglé de l'action
de penser, deviendra encore plus aisée,
par la discussion des effets des affections
de l'ame, qui dans le fond, se rédui-
sent à ceux de la crainte ou de l'espérance.

La source de nos craintes & de nos
espérances est dans les objets avec lesquels notre existence a des rapports
essentiels ; mais le désir extrême de notre conservation, les divers intérêts
vrais ou illusoires de notre amour-propre, ensuite les habitudes, l'éducation

K k ij

& les divers usages qui résultent de la constitution des sociétés où nous naissons, savent nous exagérer plus ou moins les rapports que nous avons naturellement avec ces objets, & étendre ou réduire par-là l'idée & le sentiment de notre existence, selon les divers rangs que nous tenons dans la société, & selon les divers avantages particuliers qu'il nous est permis d'y espérer. Nous nous habituons insensiblement aux sensations qui nous viennent de ces objets, selon ces nouveaux rapports ; & c'est ainsi qu'il se forme en nous une diversité de besoins & de penchants nouveaux, qui ne peuvent que se confondre intimement avec nos besoins & nos penchants naturels, & par conséquent, avec nos rapports aux causes essentielles à notre existence.

Nous avons déja remarqué que la cause de l'état craintif naturel à l'homme, vient probablement de ce que la constitution du jeu de l'économie animale ne renferme point les causes, sans

lesquelles elle ne sauroit se soutenir.
Cet état, dans la plûpart des hommes, se
tourne en une sorte de sentiment habituel d'inquiétude, qui souvent n'a point
d'objet fixe, & il augmente, à mesure
que l'âge & l'expérience nous font connoître notre assujettissement à des cho-
qui nous sont étrangeres, & à mesure que
nous éprouvons plus d'obstacles à la possession & à l'usage de ces objets. On voit
par-là, à combien de sujets de crainte
nous sommes exposés, relativement à
la sûreté de notre existence, par la
suite de tous les besoins que nous tenons de la nature, & ensuite de l'opinion. Ces besoins sont la source des
rapports établis entre les hommes qui
vivent en société, & en même temps
le motif des liaisons particulieres que
nous cherchons à y acquérir, à proportion de nos devoirs, de nos intérêts &
de nos affections. Nous ne saurions
avoir un sentiment complet de notre
existence, qu'autant que nous la croyons
assûrée par la possession des objets que

nous jugeons nous être nécessaires, &
ce sentiment ne peut que diminuer, à
proportion que ces objets sont moins
en notre disposition. Mais comme tout
ce qu'on possede exige des soins & des
peines pour le conserver, ou pour le
faire valoir, il s'ensuit, que ces soins
sont autant de sources continuelles
d'espérance & de crainte propres à
fournir un renouvellement de sensations. Quant à ceux qui sont loin de la
possession des choses nécessaires à la
vie, on voit bien qu'ils sont agités par
les peines & les soins qu'ils se donnent
pour se les procurer, & que leurs espérances & leurs craintes doivent dépendre du plus ou du moins de succès
dont ils croyent avoir lieu de se flatter.

Il y a donc, sur les rapports que
nous avons avec les objets de nos besoins, une distinction bien remarquable
à faire entre les effets que l'usage, ou
le besoin actuel de ces objets produit
en nous, & ceux des désirs qui nous
portent seulement vers ces mêmes ob-

jets, pour nous les afsûrer & en multiplier les avantages, lorfque nous les
avons, ou pour les acquérir, lorfque
nous ne les avons pas. Comme il eft
effentiel pour nous foutenir dans l'é-
tat de veille, que l'activité de nos fens
foit renouvellée à tout inftant par l'intérêt actuel de nos befoins & de notre
sûreté, ou par la prévoyance que cet
intérêt nous infpire, fouvent plus active que le fentiment d'un befoin préfent, il fuit de-là néceffairement, que
nous tomberions dans un état de fommeil ou d'engourdiffement, à proportion que nous cefferions d'être affectés
à un certain point, par les objets de
fenfations qui nous font propres.

La poffeffion entiere des objets de
nos befoins deviendroit donc un des
plus grands malheurs qne nous ayons à
craindre, fi elle étoit telle que les
moyens d'en jouir, ou le foin de les
conferver, ne nous fourniffent aucune
difficulté à vaincre, & par conféquent,
aucune caufe d'effort ou de contention,

K k iiij

d'où il nous vint des sensations propres à exciter notre activité. Il n'est donc pas moins essentiel pour le jeu de l'économie animale, de tendre par des soins & par des peines aux objets de nos besoins, soit pour les acquérir, soit pour nous les assûrer, que de posséder ces objets dans le moment pressant d'en faire usage : ainsi, le défaut de biens seroit une disette beaucoup moins fâcheuse, que le défaut de soins & de désirs ; puisqu'il y auroit, sans doute, beaucoup plus de ressource, pour se procurer de la subsistance, que pour se tirer de l'état d'extrême engourdissement dans lequel on seroit inévitablement plongé, par le défaut d'objets propres à nous fournir à propos des désirs & des soins.

Mais, pour déterminer plus particuliérement ce que c'est que l'usage bien ou mal réglé de l'action de penser, ainsi que de l'exercice du corps, il faut faire une nouvelle comparaison entre les différents effets que l'état de vie sauvage, & celui de société, ne peuvent manquer de produire sur le jeu de l'économie animale.

Les objets de nos besoins n'étant pas, à beaucoup près, dans la dépendance de l'état de vie sauvage, comme ils le sont dans l'état de société, il s'enfuit, que dans l'état de vie sauvage, il faut être, ainsi que nous l'avons observé, toujours occupé de ravir & de surprendre, & que, par conséquent, cet état exige beaucoup moins de réflexion, que d'action corporelle. Peu occupés de prévoyance, les Sauvages font peu de provisions, & c'est beaucoup pour eux, qu'un ordre de marche & de séjour relatif à ce qui leur convient dans les divers endroits des pays qu'ils habitent : on voit par-là, qu'ils ont peu de réflexions à faire sur les moyens de pourvoir à leurs besoins. D'ailleurs, les différents partis qu'ils ont à prendre dans les diverses circonstances où ils peuvent se trouver, leur font moins dictés par une suite de raisonnements, que par le

prompt effet d'un petit nombre de sensations auxquelles ils sont habitués.
Cela prouve évidemment, que la tête
d'un Sauvage est souvent pour le jeu
de l'économie animale un point de
réaction, & rarement un centre d'action.
Cette disposition s'accorde très - bien
avec les usages & les besoins de l'état
de vie sauvage ; car, si les Sauvages
étoient obligés à des réflexions constantes, ils seroient d'autant moins en
état d'agir, comme il convient, pour
leur sûreté & leur subsistance.

Il en est autrement de l'état de société : tel est l'effet des loix & des
usages qui en font la constitution, que
chacun, en remplissant les devoirs de
son état, est presque assûré de parvenir aisément à la possession des objets
de ses besoins. On voit que cette vivacité d'action corporelle qui fait le caractere, en même temps que la principale & la plus utile qualité du Sauvage,
n'auroit presque toujours que de grands
inconvénients en l'homme lié à une

grande société. Ici, on n'obtient rien
par la force, tout y est le fruit du talent & d'un travail réglé, selon les divers états ; au lieu que dans l'état de
vie sauvage, il ne s'agit presque jamais de parvenir aux objets de nos besoins, que par des entreprises violentes ;
il faut au contraire que le Citoyen cherche en quelque maniere à se concilier
ces objets. Il suit de-là, que dans l'é-
tat de société, il y a, tant par rapport
à l'étatq u'on y doit remplir, qu'aux
liaisons qu'il faut se ménager avec les
membres de la même société qui nous
sont les plus relatifs, de fréquents sujets de combinaison & de réflexion ; &
nous n'y saurions souvent manquer, sans
nous jetter dans de grands risques sur
l'intérêt de notre sûreté, ou de notre
subsistance. Ainsi, la tête d'un homme
civilisé est bien éloignée d'avoir à être
fréquemment un point de réaction vive,
comme la tête d'un sauvage ; mais, en
général, les causes propres à déterminer l'action de penser, sont plus ou

moins durables, & se renouvellent plus ou moins souvent, selon l'espece des devoirs dont on a à s'acquitter dans l'état de société.

On voit donc, que dans un homme civilisé, la disposition de l'économie animale se partage en deux principaux courants d'oscillations, dont les directions sont contraires, sans qu'ils cessent néanmoins d'être relatifs entr'eux, & que l'activité de ces courants ne peut être renouvellée que par des déterminations qui privent l'un de la quantité d'action qui est portée dans l'autre. En effet, l'expérience fait voir évidemment, ainsi que nous l'avons déja remarqué, que l'action de penser bien déterminée, ne sauroit subsister avec un effort considérable des forces musculaires, non plus que cet effort avec l'action de penser.

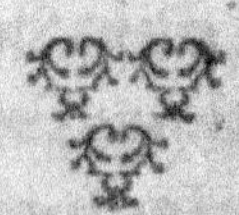

Article XIII.

Considérations particulieres sur le rapport nécessaire du jeu de l'économie animale avec les devoirs du Citoyen.

Les loix de l'économie animale ne pouvant naturellement presque point souffrir d'obstacle aux mouvements qui doivent résulter des sensations qui nous affectent à un certain point, il a donc fallu, avant que de pouvoir parvenir à plier les hommes à se contraindre, suivant les constitutions des sociétés qui les réunissent, que l'opinion accréditée par ce qu'elle leur a fait craindre, ou espérer, & encore plus la Religion, ayent préalablement changé la disposition qui produit la vivacité de l'action naturelle. Ce changement est dû à la diversion formée par la contrariété des courants dont nous venons de parler, sans laquelle les hommes n'auroient jamais été en état de suspendre leurs premiers mouvements. La principale différence

qu'il y ait à confidérer dans la difpofition de l'économie animale, entre un
Sauvage & l'homme lié à la fociété,
fe préfente par-là d'elle-même : le premier n'ayant acquis par l'habitude aucune voie de diverfion, pour pouvoir
détourner en tout, ou en partie, l'action déterminée par les diverfes fenfations, n'eft point en état de pouvoir
fufpendre fes premiers mouvements ; &
il les fuit avec d'autant plus de rapidité, que les courants d'ofcillations établis dans fes organes, font plus libres
& plus forts, & que les effets des fenfations propres à les faire agir, ont acquis avec ces courants des rapports d'autant plus intimes, qu'il n'y a guere d'autres voie tracée, vers laquelle ils puiffent fe détourner. Un Sauvage, à moins
que le Climat, ou des circonftances
particulieres ne s'y oppofent, doit donc
être un homme très - fort, parce que
toute l'action dont il eft capable fe
trouve prefque entiérement tournée au
profit des forces mufculaires. Ainfi, le

sentiment qu'il a de ses propres forces, joint à la confiance qui lui vient des succès de ses entreprises, ne peut que l'avoir délivré peu à peu de l'état craintif naturel à l'homme, ou, ne lui avoir laissé que des craintes passageres, dont son ignorance doit vraisemblablement fournir les sujets les plus fréquents.

L'homme civilisé a donc moins de force & d'activité que le Sauvage, à proportion que par les diverses habitudes qu'on lui a fait prendre, ses forces naturelles se sont partagées en des courants, dont les déterminations s'excluent mutuellement; de sorte que l'effet des sensations qu'éprouve ordinairement l'homme civilisé, doit déterminer plus souvent l'action propre du cerveau que son action relative : sur quoi néanmoins, il y a des différences considérables à remarquer, selon la nature des devoirs propres à chaque état.

C'est par-là qu'on peut facilement connoître les premieres raisons physiques de nos mœurs & de nos talents;

c'est ce qui montre encore comment
les talents peuvent se perfectionner, ou
se détruire, ou même se changer, selon
la maniere dont on les cultive, & suivant qu'on s'adonne habituellement à
des usages aussi propres à quelqu'un de
ces talents, qu'ils sont contraires aux
autres : par-là, il est aisé de voir à quel
point il est nécessaire de cultiver les
talents qu'on veut entretenir ; & c'est
ainsi qu'on peut déterminer en même
temps les bornes qu'il faut se prescrire
dans l'exercice de l'action de penser, &
dans celui des forces musculaires, étant
bien évident que ces exercices conti-
nués jusqu'à l'excès, suspendroient trop
long-temps le jeu naturel ou habituel
des organes, & en changeroient les déterminations, au point, qu'elles ne seroient plus en état de se rétablir dans
l'ordre de leurs rapports.

Cette remarque n'est pas aussi importante, pour faire appercevoir la nécessité de la modération dont il faut user
dans l'exercice du corps, qui d'elle-
même

même se fait assez sentir, que pour faire connoître celle qu'il est nécessaire de savoir placer à propos dans l'exercice de l'action de penser, puisque cet excès produit des désordres dans le jeu naturel des organes, beaucoup plus difficiles à réparer que ceux qui viennent de l'excès de l'exercice du corps.

ARTICLE XIV.

De l'état craintif considéré dans ses premiers effets physiques sur la tête.

L'examen du changement produit dans le rapport naturel du jeu des organes par l'excès de la contention de l'ame, nous conduit à l'idée qu'on doit se former du méchanisme des changements produits dans ces mêmes organes par l'état craintif. Il est certain que l'habitude excessive de penser ne manque guere d'augmenter, ou de produire cet état dans ceux mêmes que leurs lumieres & le courage d'esprit, qui en doit naturellement résulter, semblent

devoir élever le plus au-dessus des craintes illusoires, & qu'en général, les personnes les plus sujettes à l'état craintif
en sont d'autant plus facilement déterminées à l'action de penser.

Il est aisé de juger du changement que l'état craintif produit dans
l'économie animale, par celui qui se
manifeste d'une maniere beaucoup plus
sensible dans un état de terreur qui est
le plus haut dégré de l'état de crainte.
La terreur produit d'abord un tremble-
ment, un frissonnement, & une pâleur
générale dans le corps; la respiration
ne se fait qu'avec peine, le cœur n'a
plus qu'un mouvement de palpitation :
enfin, elle fait dresser les cheveux , &
il s'en faut peu, lorsqu'elle est à un
certain dégré , qu'elle ne suspende absolument l'usage des sens. Il ne faut
point d'entrer dans un profond examen de ces phénomenes, pour en appercevoir la cause dans la violente concentration qui se fait tout-d'un-coup à
la tête, de la plus grande partie de

l'action du corps. Nous croyons que tout ce que nous avons déja exposé sur le méchanisme & les effets de cette concentration, en traitant du concours des organes, pour l'action de penser, peut s'appliquer si naturellement à ces phénomenes, qu'il ne nous paroît pas nécessaire de nous arrêter à faire cette application : examinons le méchanisme de la terreur dans un beaucoup moindre dégré, qui est l'état habituel de timidité.

Cet état de timidité est une disposition particuliere du corps, dans laquelle l'action se trouve plus concentrée à la tête, qu'elle ne devroit l'être, selon les loix essentielles de l'éducation propre à chaque état, ou suivant la réalité & la valeur des objets qui déterminent cette concentration. On peut facilement juger, par ce que nous avons exposé sur les loix de l'action propre & relative de la tête, des changements que cet état devenu habituel doit y produire : de-là on peut aisément se représenter

les principaux effets de l'état de timidité, par rapport au jeu de l'économie
animale en général, & en particulier,
par rapport aux fonctions des visceres.

L'examen de ces inconvénients donne
lieu à une remarque importante, c'est
qu'autant qu'il est heureux d'avoir acquis la docilité qui plie le jeu de l'é-
conomie animale aux constitutions de
la société, & des devoirs dont on doit
s'acquitter, autant il est nuisible pour
toutes les fonctions du corps, & par
conséquent, pour l'intérêt même de
l'état qu'on a à remplir, que les impressions qui produisent cette docilité
passent les bornes qu'elles doivent avoir.
Nous avons déja établi que l'état habituel de timidité & le penchant aux
réflexions s'accroissent l'un par l'autre;
mais l'habitude de l'action de penser
doit avoir des suites différentes, selon
le motif principal qui la détermine.
Les hommes qui y sont voués par état,
ou qui y sont portés par une vive cu-
riosité, sont extrêmement soutenus dans

ce travail par l'idée des avantages qu'ils en esperent, ou du côté de la fortune, ou du côté de la confidération; & il eſt aifé de voir, qu'en ce cas-là, l'habitude de la contention d'eſprit doit beaucoup moins nuire aux loix de l'économie animale, que lorſqu'elle n'eſt ſimplement déterminée que par la ſeule vue d'éviter les inconvenients de l'oiſiveté, ou par une cauſe encore moins favorable, qui eſt cette eſpece de pente invincible à la réflexion qui fait la principale reſſource de l'ame dominée par l'état craintif; car, l'action de penſer ſupplée alors au défaut d'autres objets de ſenſations, dont en pareil état on ſe plaît ſouvent à s'éloigner.

Cependant, il n'eſt que trop ordinaire de voir que, malgré la reſſource d'activité, que ceux qui ſont voués à l'habitude de penſer, par état, ou par curioſité, trouvent dans le motif qui les y porte, ils peuvent néanmoins pouſſer ce travail à l'excès, ſoit que cet excès vienne du peu de diſpoſition naturelle qu'ils

ont à ce genre d'occupation, soit qu'il
soit produit en ceux qui ont une difposition plus favorable par la trop longue durée de cette occupation. L'objet
de cette remarque n'est pas d'observer
de nouveau les changements que de
pareils excès font dans l'harmonie du
jeu des organes, puisque nous croyons
les avoir déja exposés assez clairement;
il s'agit simplement de quelques réflexions importantes à faire, au sujet des
inconvenients de cet excès, qui nous
font souvent placer dans un mauvais
point de vue les objets de nos refle-
xions : sur quoi nous croyons qu'il est
très-nécessaire d'entrer dans un examen
particulier, puisqu'on peut dire, que
presque tout le mal physique & le mal
moral qu'on éprouve, n'est que l'effet
des partis qu'on prend, sans les bien
connoître, & que la plûpart des jugements précipités viennent moins d'un
défaut de lumieres, que d'une mauvaise
disposition habituelle qui empêche que
le méchanisme qui sert à seconder l'ame

dans l'action de penser, n'ait la facilité
& la tenue qu'il doit avoir.

ARTICLE XV.

*Des principaux avantages, & des principaux
inconvéniens qui résultent nécessairement de
la bonne ou de la mauvaise disposition des
organes, pour concourir à l'action de
penser.*

Nous ne ferons point ici l'énuméra-
tion de toutes les conditions requises,
pour embrasser, comme il convient, les
sujets dont on est obigé de porter un jugement ; puisque nous n'avons à considérer que le résultat du plus ou du moins
de disposition des organes à soutenir
l'effort nécessaire de la tête, pour mettre l'ame en état d'appercevoir complettement l'objet qu'elle cherche à connoître. Les causes déterminantes de
l'action propre & relative de la tête,
ne consistant que dans les divers courants d'oscillations établis par l'effet
des sensations, il s'ensuit, que les con-

noiſſances dont le fond n'eſt pas formé
par des ſenſations bien réelles & bien
diſtinctes, ne peuvent pas avoir de la
force & de la fécondité; ou pour mieux
dire, qu'il eſt fort difficile d'avoir des
idées juſtes d'un ſujet, dont on n'a éprouvé que peu ou point de ſentiment. On
peut donc dire que l'action propre à
ſeconder l'ame dans la comparaiſon des
idées, ne peut être déterminée parfaitement, qu'à proportion qu'on a des
ſenſations complettes du ſujet qu'on
conſidére.

Mais pour bien conſtater à quel point
ce complément de ſenſations favoriſe
l'action de penſer, il faut examiner plus
particuliérement les obſtacles qui naiſſent de la mauvaiſe diſpoſition des organes qui concourent à cette action.
On ſait qu'il n'eſt que trop ordinaire de
trouver des perſonnes en qui ces organes ſont difficilement mis en action, &
ſur-tout dans une juſteſſe d'action, ſoit
à cauſe de leur indiſpoſition naturelle
ou acquiſe, ou du peu d'habitude d'être
exercés,

exercés, & sur-tout de l'être convenablement, soit à cause des irrégularités
que l'exemple, les préjugés, & l'habitude de s'y livrer, ne parviennent que
trop communément à établir dans l'action propre du cerveau & des organes
sensibles. Cette sorte de vicieux méchanisme, qui n'est donc dans le fond
que le produit d'un emploi habituel de
l'action sensible mal déterminé & mal
réglé, empêche l'ame de placer dans
leur véritable point de vue les objets
qu'elle veut considérer, & par la même
raison, d'avoir un sentiment juste de la
plûpart des objets de sensations. Voilà
probablement pourquoi tant de personnes les apperçoivent si diversement,
en éprouvent des sensations si différentes, & ont par conséquent sur ces
mêmes objets des sentiments si différents.

D'ailleurs ce sont-là autant d'obstacles
au complément & à la justesse des sensations, qu'on doit, au moyen d'un examen attentif, & d'une disposition fa-

vorable des organes, éprouver de la part des objets que l'on confidére ; & ces obſtacles, ainſi que nous l'avons déja remarqué, nuiſent également au dégré & à la facilité du méchaniſme qui ſert à l'ame dans l'état de profonde réflexion. Or, il n'eſt pas poſſible, que lorſqu'on ſe met à penſer avec des diſpoſitions auſſi peu favorables, on n'éprouve bientôt de la fatigue & du dégoût, à proportion que l'effort requis pour ſeconder l'ame dans l'action de penſer, eſt irrégulier, & par-là pénible ; & par conſéquent, cet effort eſt moins durable & moins complet, qu'il ne le ſeroit avec de plus heureuſes diſpoſitions.

Il eſt aiſé de ſe repréſenter les inconvénients qui doivent réſulter de cette mauvaiſe diſpoſition organique, propre ou relative, pour le ſuccès & la facilité de l'action de penſer, ainſi que le parfait contraſte que ces inconvénients doivent former, avec les avantages d'une plus heureuſe diſpoſition naturelle, ou

acquife par une culture convenable.
Cette heureufe difpofition approchera
donc plus ou moins de fa perfection,
felon la ftructure des organes, & felon
les rapports plus ou moins juftes de
leur action; or ces rapports doivent
beaucoup dépendre des divers plis que
ces organes ont dû contracter par les diverfes manieres dont ils ont été exercés.

Une tête bien organifée & bien dif-
pofée s'applique aifément & fortement
à la confidération de fon objet; il
ne lui échappe rien de tout ce qui
eft remarquable dans cet objet, & les
fenfations qu'elle en éprouve ne peuvent manquer d'opérer un effet convenable, par rapport à l'ordre & au
complément d'action qu'elles doivent
déterminer. Il fuit de-là, que l'activité
naturelle des organes, augmentée de
celle qui eft produite par l'effet de ces
vives fenfations, doit beaucoup mieux
feconder l'ame dans l'action de penfer,
& lui rendre les images de l'objet
qu'elle confidere, autrement frappantes

que ne le feroient des organes moins actifs & de plus foibles fenfations.

Il faut faire encore une attention particuliere aux fenfations nouvelles qui réfultent de ces vives combinaifons, à proportion qu'elles rendent l'objet plus lucide. Ces dernieres fenfations font encore une nouvelle fource d'activité, qui, pour ainfi dire, feconde l'ame de plus près dans le but qu'elle fe propofe. C'eft de cette maniere qu'une tête bien organifée eft en état d'embraffer & de confidérer fon objet auffi fortement & auffi long-temps qu'il le faut, pour en porter un jugement convenable; c'eft ainfi, qu'au lieu de rien perdre de fon heureufe difpofition, par la durée de l'effort qu'elle a eu à foutenir, elle femble au contraire acquérir de nouvelles forces, qui augmentent en même temps fon goût & fon aptitude pour l'action de penfer. On voit qu'une tête ainfi formée doit, en conféquence de la juftesse de fes opérations, mettre rarement l'ame dans l'embarras, où elle se trouveroit souvent par le défaut d'organes moins heureusement disposés.

C'est à la faveur de cette disposition, & par l'accord d'action qui en résulte, supérieur à presque tout ce qui tendroit à le déconcerter, que se forme en nous, à proportion de notre expérience, cette justesse de sentiment & cette facilité de discernement, qui nous détermine presque toujours à propos sur les objets de nos besoins, de nos talents & de nos affections, & qui par-là devient la cause la plus certaine de presque tous nos véritables avantages. Nous pouvons ajouter, que le véritable fond de l'esprit philosophique, c'est-à-dire, le goût & l'aptitude pour les grandes connoissances & les travaux utiles, ne consiste que dans cette heureuse disposition.

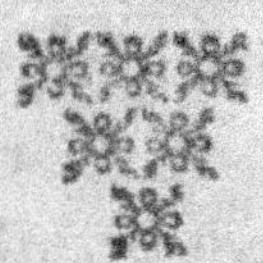

Article XVI.

Des principales sources, & des principaux effets de nos affections.

Ce qui est utile est souvent agréable, & ce qui est agréable est souvent utile ; mais ce n'est point en ce sens-là qu'il s'agit de considérer ici les objets de ces sensations, & les rapports essentiels qu'ils ont avec la constitution de l'économie animale : nous ne devons que discuter simplement la connexion intime du méchanisme de ces rapports avec celui des effets de ces causes.

Nous avons besoin de sensations aussi essentiellement que de nourriture, & l'air qui nous fait respirer ne nous est pas plus nécessaire pour le soutien de la vie, que les sensations ; puisque leurs effets sont la principale cause déterminante de l'action de la tête. Elles nous sont fournies à tout instant dans l'état de veille par les divers objets de nos besoins & des soins qu'ils exigent, soit

que ces ſoins concernent le temps actuel
des mouvements qu'on ſe donne, &
qu'on cherche à diriger le mieux que
l'on peut, vers la fin à laquelle on
tend ; ſoit qu'ils ne conſiſtent que dans
l'effet de la prévoyance, qui nous fait
une occupation preſque continuelle des
moyens propres à ces ſuccès.

Nous ſommes naturellement ainſi faits,
que nous ſerions tentés de nous appro-
prier tout ce que nous voyons, ou au
moins de chercher à y acquérir des droits
proportionnés à l'uſage que nous ima-
ginerions pouvoir en faire : tant il eſt
vrai, que, même ſans nous en appercevoir, nous ſommes preſque toujours déterminés dans nos vues & dans nos actions, par le ſentiment de notre indi-
gence, à l'egard des cauſes eſſentielles
à la durée de la vie. On voit par-là,
ce que la plûpart des ſenſations ont
d'illuſoire par elles-mêmes, & l'infinité
d'erreurs dans leſquelles elles peuvent
nous jetter, lorſque nous ne ſommes
point en état de les redreſſer par l'habi-

tude de bien juger. Nous sommes donc
naturellement sujets à nous laisser surprendre en une infinité de manieres sur
la réalité & l'importance des avantages
qu'une infinité de sensations nous font
d'abord éprouver, ou espérer; & on n'est
en état de se précautionner contre les
fréquentes occasions de ces sortes de
méprises, qu'à proportion qu'on a su
évaluer les causes, ou les dispositions
qui nous induisent à ces erreurs.

Mais un discernement juste n'est pas
seulement l'effet de nos réflexions &
de nos combinaisons; il nous vient encore, ainsi que nous l'avons déja remarqué, d'une cause beaucoup plus prompte, qui est le sentiment continuel que
nous avons de notre existence formé
principalement, & pour ainsi dire, instruit par les diverses impressions que le
bon & le mauvais usage des objets de
nos besoins lui a fait éprouver. En effet, il arrive que nous nous portons le
plus souvent vers ces objets, ou que
nous nous en détournons, selon le plus

ou moins de rapport, que ce sentiment diversement excité, nous y fait d'abord appercevoir.

Ces réflexions, sur le sentiment de notre existence, nous conduisent naturellement à donner une idée des causes qui le produisent ou le déterminent ; d'où il nous sera plus aisé de connoître tout ce qui est capable de l'augmenter, ou de le diminuer, & de régler par-là le vicieux penchant qui nous jette presque, sans nous en appercevoir, dans un usage excessif de tout ce que nous croyons être propre à l'entretenir : car, en général, c'est par le défaut de ce sentiment bien réglé, que nous tombons dans une infinité d'inconvénients de toutes les especes, dont nous ne sommes en état de nous préserver, qu'autant que nous tenons de la nature, & ensuite de notre expérience, un sentiment plus juste de nos besoins.

Ce que nous avons exposé jusqu'ici sur les causes de l'action de l'économie animale, fait assez voir qu'on ne peut

confidérer l'action de la vie, que comme le réfultat de beaucoup de mouvements qui dépendent les uns des autres, & qui par conféquent doivent tous
fe rapporter à une économie générale ;
de forte donc, qu'à proportion que cet
ordre d'action eft dérangé par la maniere de vivre, il doit y avoir des organes qui agiffent plus, & d'autres
moins. Ceux qui agiffent trop doivent
donc, à proportion de leur action ex-
ceffive & de l'habitude de cet état, attirer un furplus de force, dont ceux
qui n'agiffent point affez fe trouvent
par-là privés ; c'eft ainfi que l'harmonie
du corps fe déconcerte, & qu'elle fe
plie peu à peu à un état de défordre.
On voit d'un coup d'œil ce que ce défaut d'harmonie doit produire de fond
d'anxiété & de maladie plus ou moins
grave & opiniâtre, fuivant le dégré de
la caufe, & felon que la complexion
qui n'eft bonne ou mauvaife, qu'à proportion qu'elle eft par elle-même plus
ou moins éloignée de cet état de dé-

fordre, fe trouve par cette raifon y avoir plus ou moins de difpofition. Ce n'eft point ici le lieu d'entrer dans un plus grand détail fur toutes les fuites que peut avoir un pareil défordre, lorf-qu'on ignore, ou qu'on néglige les moyens de les prévenir; il fuffit de faire remarquer, que comme le concert d'ac-tion qui eft l'effet de l'exercice libre de tous les mouvements du corps, nous fait éprouver le fentiment le plus par-fait que nous puiffions avoir de notre exiftence, parce qu'en cet état nous fentons que notre activité eft de niveau avec tous les objets de nos befoins, de même le dérangement de cet accord amoindrit, & rend pénible le fentiment, à proportion qu'il diminue la facilité de nos rapports, avec les objets de nos befoins. Le principe de ce dérange-ment, dont notre fujet nous conduira bientôt à faire connoître plus particu-liérement le méchanifme, n'eft prefque toujours qu'un défaut de réaction con-venable, de la part du centre des forces phréniques, qui de cette maniere se trouve continuellement tiraillé & irrité par l'action qu'il doit perpétuellement contrebalancer. Ce tiraillement continuel devenu une cause d'irritation, ne peut donc que jetter ce centre, & par conséquent l'organe cellulaire intimement lié à son action, dans un état de vicieuse sensibilité, qui ne s'établit, comme il est aisé de se le représenter, qu'en prenant beaucoup sur la force, la liberté & l'étendue des oscillations de ce centre, & sur l'action des organes qui en dépendent intimement. Cet état de vicieuse sensibilité, bien contraire, comme on le voit, au méchanisme de la force corporelle, doit diminuer la confiance qui nous vient du sentiment de nos propres forces.

C'est à cette disposition du centre des forces phréniques, qu'il faut attribuer la foiblesse musculaire & la vivacité de sentiment, qu'on observe en général dans les habitants des Pays méridionaux, ainsi que dans les personnes de tout Pays, qui ont naturellement cette mauvaife difpofition, ou qui l'ont acquife par leur maniere de vivre ; & c'eft de-là, que vient en partie cet aiguillon, ou, pour mieux dire, ce fond d'inquiétude qui les porte plus ou moins vivement vers les objets de leurs paffions & de leurs befoins : car, ce n'eft que par un renouvellement prefque continuel de fenfations vives, qu'ils parviennent à exciter, & à maintenir convenablement le reffort & la réaction du centre des forces phréniques.

La conftitution de l'antagonifme, d'où dépend principalement l'activité de notre corps, les caufes qui agiffent fucceffivement fur nous, pour déterminer cette activité, & enfin l'ordre périodique qui en réfulte dans l'action générale du corps, produifent une perpétuelle fuite d'efforts variés, & en même temps, un état conftant d'irritation qui fait la vraie origine de nos befoins & de nos rapports avec les objets de ces befoins. Lorfque l'ufage que nous faifons

de ces objets, tant par rapport au renouvellement de l'action sensible, qu'à
celui de l'action purement corporelle,
se trouve bien réglé, il en résulte, ainsi
que nous l'avons déja remarqué, un
concert d'action qui nous fait éprouver
le sentiment le plus parfait que nous
puissions avoir de notre existence ; &
cet état, est comme une sorte de sentiment général de tous les avantages que
nous ayons à désirer : car, l'effet réel
de tout ce qui peut nous être le plus
avantageux, ou le plus agréable, n'est
que relatif au soutien, ou au rétablissement de cet accord d'action ; de maniere donc, qu'à proportion que nous
sommes moins éloignés de cet état,
nous en sommes d'autant moins disposés à trouver du soulagement, & par-là,
de la satisfaction ou du plaisir, à tout
ce qui peut nous émouvoir au-delà de
notre besoin.

Or, comme le désir de notre conservation est le centre de toutes nos affections, ainsi que l'objet de nos soins

& de nos mouvements, il s'enfuit que tout vrai befoin de nouvelles caufes d'action ne peut exifter qu'à proportion de l'éloignement où nous nous trouvons de notre état naturel. Ceux donc, qui par leur conftitution & leur maniere de vivre, doués pourtant d'une fenfibilité proportionnée à leurs forces corporelles, font le moins fujets à s'écarter de cet état, fe trouvent par conféquent toujours plus près du but de toutes nos affections, plus remplis du fentiment de leur exiftence, & moins engagés dans les néceffités de la vie, ainfi que dans tous les affujettiffements que ces néceffités font contracter. Sûrs d'être heureux avec peu de moyens, ils ne fauroient être dominés pas l'état craintif, auffi éloigné d'eux par leur maniere de penfer, que par leur maniere d'exifter ; c'eft ainfi que leurs forces corporelles & celles du fentiment fe trouvent augmentées, à proportion qu'elles font réunies, & que par-là ils font en état de fe bien acquitter de tous leurs devoirs envers la société, & de jouir des plaisirs désirables. C'est ainsi enfin, que des hommes sont véritablement heureux, c'est-à-dire, qu'ils existent pour eux-mêmes & pour autrui, infiniment mieux que ceux qui sont éloignés d'une disposition aussi favorable.

Il est facile de se représenter le contraste que fait avec cette disposition l'extrême sensibilité qui exclud les forces corporelles ; car l'existence de ces habitants presque insensibles de certains climats septentrionaux ne peut guere entrer ici en aucune comparaison. On voit que ceux qui ont le malheur de former ce contraste, & combien peu d'hommes y a-t'il qui ne le forment point, vivent nécessairement dans une excessive dépendance de tous les objets de leurs besoins : à tout instant, ils semblent douter de leur existence, à moins qu'ils ne soient rassûrés par quelque renouvellement extraordinaire d'action qui la leur fasse mieux sentir. On comprend

comprend bien, qu'au défaut de ce secours, ils doivent tomber dans un état
d'abattement, qui ne peut que les porter presqu'invinciblement vers tous les
objets qu'ils regardent comme des causes d'action; & souvent, il leur est impossible de se suspendre assez à la présence de ces objets, pour en comparer
les effets avec la disposition où ils se
trouvent, par rapport à ces objets, &
régler par-là l'usage qu'ils en doivent
faire; ou, s'ils font cette comparaison,
ce n'est guere qu'autant qu'elle leur est
suggérée par l'esprit craintif : c'est ce
qui les rend sujets à différents excès, tantôt, dans l'usage de ce qui leur plaît;
tantôt, dans la maniere dont ils croient
devoir s'en priver : tant il est vrai qu'il
nous arrive souvent d'être moins conduits par nos réflexions, que par une
certaine habitude de sentiment, qui nous
en impose d'autant plus, que nous
sommes naturellement portés à le regarder comme l'expression la plus intime &
la plus sûre de nos besoins. De-là, il

N n

est aisé de voir à quel point, & de combien de manieres une pareille disposition organique est favorable à l'empire des Passions.

Il est à propos de remarquer ici, au sujet de notre pente naturelle aux passions, qu'elle s'accroit beaucoup par divers défauts d'harmonie dans le jeu de l'économie animale, qui presque toujours se joignent à la meilleure santé, & à la vie la mieux réglée qu'il soit possible de mener; à plus forte raison, à une vie déréglée, & à un état valétudinaire. Ces désordres que l'habitude rend beaucoup moins sensibles, qu'ils ne le seroient, si on y étoit moins accoutumé, diminuent pourtant, selon leur espece, & à proportion de leur dégré, le sentiment de notre existence. C'est de cet état de désordre que dépend en partie ce sentiment d'importunité, cet aiguillon qui nous porte presqu'invinciblement aux objets propres à nous fournir de vives sensations, & par-là un renouvellement d'action qui sert, comme nous l'avons remarqué plus haut, à nous faire éprouver un sentiment plus parfait de notre existence.

Les loix de l'économie animale ne consistent, ainsi que nous croyons l'avoir montré assez clairement, que dans des loix d'antagonisme. La difficulté qu'il y a d'entretenir ces loix dans leurs justes rapports, par l'usage des causes essentielles à la durée de la vie, assujettit les hommes en général, de quelque complexion qu'ils soient, & sous quelque climat qu'ils vivent, à divers désordres habituels de l'action sensible, qui, par le méchanisme que nous venons d'exposer, forment le principe physique de nos passions. Nous inclinons aux objets de ces passions, selon que notre complexion, notre maniere de vivre & le Climat où nous nous trouvons, nous jettent plus ou moins dans ces désordres de l'action sensible, & par conséquent, dans le besoin plus ou moins considérable & plus ou moins fréquent de renouveller cette action ; mais on s'y livre beaucoup

moins, lorsque par une habitude de so-
briété, d'exercice convenable du corps,
& sur-tout de dignes occupations, on
s'est heureusement éloigné du train de
vie, & de la disposition qui conduit presqu'inévitablement aux passions excessives.
On voit de-là, les inconvénients de l'oisiveté, ou d'une vie nécessairement plon-
gée dans les excès, & les avantages
d'une vie bien réglée, c'est-à-dire, bien
partagée entre les exercices convenables
du corps & de l'esprit.

C'est de ce point de vue qu'on apperçoit clairement l'utilité morale des
Sciences & des beaux Arts, & par conséquent l'importance dont il est, pour
le maintien, & même en partie, pour
l'établissement des bonnes mœurs, que
le goût des belles & utiles connoissances soit suffisamment répandu, sur-tout,
dans les grandes sociétés. Il est certain,
que plus il y a parmi les hommes d'objets communs d'émulation, plus ils se
trouvent intéressés, & par conséquent,
portés à s'en occuper, & plus ils s'em-

preſſent à ſe rechercher, pour s'en entretenir, en vue d'augmenter ou de répandre leurs lumieres. Quelle grande &
belle ſource de ſenſations, quelle riche
& importante proviſion pour ceux qui
ont ſu ſe paſſionner, comme il convient,
pour de ſi dignes objets ! De quelle
reſſource ne ſont-ils pas à chaque inſtant
& pour eux-mêmes, & pour autrui !
Enfin, quels doux & ſolides liens, que
ceux qui ſont formés par-là dans la ſociété, & quels meilleurs moyens, après
ceux qui nous viennent des vérités ſa-
crées, pour attacher le ſentiment à ſes
véritables avantages, c'eſt-à-dire, aux
objets dignes de le remplir !

On a ſouvent lieu de remarquer que
les perſonnes d'une complexion vive &
délicate, qui n'ont point le goût &
l'habitude d'un exercice convenable du
corps & de l'eſprit, s'adonnent plus facilement, que ne le ſont des perſonnes
mieux conſtituées, au tumulte des paſſions, & ſur-tout, à ne ſe plaire, même à ne pouvoir vivre qu'avec les fem-

mes , parce qu'ils ne trouvent point
ailleurs autant de reſſources contre un
fond de langueur dont ils ſont accablés
ou tourmentés ſans ceſſe , & qu'on voit
aiſément, d'après ce qui a été expoſé
ſur le méchaniſme des forces phréniques, devoir être une ſuite néceſſaire
de leur complexion & de leur oiſiveté.
La raiſon phyſique, de ce penchant , doit
être priſe de la conſtitution de l'organe
extérieur & de ſes rapports avec le
centre des forces phréniques. Les habitants des pays chauds, entiérement dominés par le goût de vivre ſans ceſſe
avec leurs femmes , ont cet organe naturellement mal conſtitué & d'autant plus
foible, qu'il eſt continuellement irrité ; &
c'eſt par cette raiſon qu'ils trouvent inſu-
portables tous les exercices pénibles du
corps ; car la foibleſſe de cet organe fait
néceſſairement que ſa réaction eſt de
beaucoup moindre que la réſiſtance des
parties internes , qu'il doit toujours
contrebalancer. Il ſuit de-là , que cet
organe doit , à proportion qu'il n'eſt

point en état de réagir convenablement, être dans une espece d'état continuel de fatigue & d'irritation : de-là,
se forme un sentiment presque continuel d'inquiétude ; & en même temps, le
besoin & le désir de quelque nouvelle
cause d'action, propre à favoriser la
fonction de cet organe, & à faire cesser cet état d'irritation.

Il est certain d'ailleurs, que les mouvements du corps qui tendent toujours
vers les endroits où ils trouvent moins
de résistance, doivent, dans les pays
chauds, être principalement déterminés
vers l'organe extérieur, sans pouvoir
néanmoins en augmenter le ressort : comme ils doivent, à cause de la plus forte
réaction de cet organe, tendre dans les
pays froids vers les parties internes ;
aussi les habitants des pays froids ont-
ils un goût dominant pour toutes les
boissons, & pour toutes les nourritures
capables de renouveller le ressort des
parties internes, & de les remettre, ou
les entretenir par-là en équilibre avec

les externes ; au lieu que dans les pays
chauds, on ne se plaît presque que
dans le commerce des femmes, parce
qu'il en revient à l'organe extérieur, par
la vivacité des sensations, un renouvellement d'action, qui le met pour quelque temps, ainsi que le centre des forces phréniques, en équilibre avec la
résistance des parties internes.

Il est aisé de faire l'application de ce
que nous venons de remarquer, sur les
habitants des pays chauds, aux personnes, qui, quoique nées dans des climats tempérés, ont une complexion à
peu-près semblable, ou aux constitutions robustes devenues foibles, & extrêmement sensibles par l'abus des passions.

Au reste, quoiqu'il paroisse d'abord
que l'excès de sensibilité qu'on observe
dans ces sortes de complexions soit répandu dans tout le corps en général,
il est néanmoins certain, par une infinité
d'observations, que la principale cause
de cette sensibilité ne consiste que dans

la

la vicieufe difpofition du centre des forces phréniques, qui l'empêche de réagir convenablement fur les organes qu'il
doit contrebalancer, principalement fur
la maffe inteftinale.

Il faut fe rappeller ici ce que nous
avons établi, au fujet du méchanifme
de toute action corporelle ou fenfible,
qui eft, qu'aucune détermination d'action ne peut avoir fon effet, qu'en produifant d'abord une élévation du diaphragme, & par conféquent, une augmentation de réfiftance de la part de la
maffe inteftinale. C'eft ainfi que fe forme le point d'appui, par lequel nous
avons fait voir en fon lieu que l'action
corporelle ou fenfible eft déterminée &
foutenue : on peut juger par-là, combien les divers vices habituels de cette
réfiftance doivent influer fur le méchanifme de l'action propre & relative de
la tête.

Or, puifque les fenfations ont des
rapports effentiels avec les principales
déterminations du jeu de l'économie

animale, il eſt évident qu'il faut ſavoir les claſſer dans l'ordre du régime, d'autant plus qu'il eſt aiſé de ſe convaincre par l'obſervation, comme par les réſultats des principes phiſiologiques, qu'en évaluant le régime par ſon rapport avec la meilleure maniere d'exiſter, que nous puiſſions nous procurer & nous aſſûrer, l'uſage bien réglé des objets de nos ſenſations, en eſt ſans contredit la partie la plus importante ; mais, comme la plûpart de ces objets de ſenſations n'exiſteroient point pour nous, ſans nos rapports avec autrui, & qu'ainſi ces rapports font une partie des principales cauſes de notre exiſtence, on voit à quel point nous ſommes obligés pour nos propres avantages, de nous tenir liés aux avantages d'autrui. C'eſt donc par-là que s'établit dans la ſociété un commerce général d'action & de réaction ſenſible, & que ceux qui forment entre eux de plus étroites liaiſons, acquierent auſſi plus de rapports entr'eux, & deviennent par-là les uns pour les autres, des cauſes plus certaines de fenfations. Il réfulte de-là, que le régime des fenfations doit avoir deux principaux objets, & que ces objets rentrent prefque toujours dans les devoirs de notre état, ou dans ceux qui nous font impofés par nos liaifons particulieres. Le meilleur plan de vie eft donc celui qui nous lie affez à l'intérêt général, & à notre fociété particuliere, pour qu'on défire de conferver des rapports avec nous, comme nous devons défirer d'en conferver avec autrui; mais l'ufage de nos rapports avec autrui ne devant jamais être que proportionné au dégré de notre befoin, foit de fûreté, & de fubfiftance, foit d'approvifionnement d'objets de fenfations, on voit à quel point il importe d'être attentif à tout ce qui peut régler ce befoin, & l'ufage des objets de ce befoin. On jouira donc du fentiment le plus parfait qu'on puiffe avoir de fon exiftence, à proportion, qu'avec des organes bien difpofés, on fera parvenu à un ufage bien réglé de ce qui contribue effentiellement à l'en-

tretien de la vie. Or, les sensations n'é-
tant agréables ou pénibles, qu'autant
qu'elles nous rapprochent, ou qu'elles
nous éloignent de notre état naturel,
il s'ensuit, qu'avec la bonne disposition
qu'une vie bien réglée doit entretenir
dans les organes, les sensations qui nous
viennent des occupations ordinaires de
notre état suffiront à peu près, pour
nous maintenir dans cette heureuse disposition; c'est par-là seulement qu'on sera
certain d'éviter les inconvénients qui ne
peuvent manquer de naître de l'excès,
ou du défaut d'assujettissement aux rapports qui nous lient à la société.

Les personnes accoutumées à la vivacité des passions, diront peut-être qu'il
y a beaucoup à perdre des plaisirs de la
vie dans la maniere d'exister que nous
proposons, comme la plus heureuse.
Cette objection tombe d'elle-même,
non-seulement en conséquence de ce
que nous avons établi au sujet du méchanisme des effets des sensations, mais
encore par l'expérience qui ne fait que

trop voir à quel point l'assujettissement
aux passions déconcerte bientôt l'accord
de notre action naturelle, & combien
il est difficile que cet accord se réta-
blisse, lorsqu'il a été trop vivement, ou
trop long-temps dérangé. Ce désordre
est souvent même d'autant plus fâcheux,
qu'il est rare qu'on sache accuser sa
véritable cause, & par conséquent,
qu'on prenne à propos les moyens convenables, pour prévenir, autant qu'il est
possible, ses mauvais effets, ou du moins,
pour ne pas les augmenter. On comprend bien qu'en pareil état le besoin, & de-là le goût des passions, ne
peuvent que croître, à proportion même qu'on perd l'aptitude aux effets qu'elles avoient accoutumé de produire ; &
c'est alors qu'on traîne dans les passions une vie languissante, qui, telle
qu'elle est, ne sauroit encore se soutenir
autrement.

L'exemple qu'on pourroit citer de
quelques fortes constitutions qui ont
résisté aux causes de ce *déconcertement* de

l'économie animale, fait un médiocre avantage pour ceux qui voudroient défendre par-là le prétendu bonheur d'une vie livrée au tumulte des passions. Il est certain que ces personnes, par une singuliere tournure d'amour-propre, cherchent le plus souvent à cacher, autant qu'elles le peuvent, les fâcheuses épreuves que leur santé a à soutenir dans le train de leurs excès, & presque toujours ils employent l'intervalle d'un excès à un autre, à réparer du mieux qu'ils peuvent, les inconvénients de l'excès précédent. Voilà la valeur de ces exemples, & encore y en a-t-il peu de cette espece qu'on puisse citer : nous pouvons même ajouter, que quel que soit en général le soin qu'on prend de l'éducation des hommes, ils sont moins détournés du train des passions par les bons principes dont on les a munis, que par les fâcheuses suites de leurs premiers excès.

Quant à la variété de sensations que la constitution de l'économie animale

rend si nécessaire, pour que nous puissions être suffisamment affectés, on en est
beaucoup plus afsûré dans la maniere
de vivre bien réglée, que dans celle
qui ne l'est pas. Les devoirs publics &
particuliers qui se succedent exactement
dans une vie bien réglée, afsûrent mieux
que toute autre maniere de vivre, une
suite de sensations variées : c'est ce qui
est bien prouvé par l'expérience journaliere, si on la consulte impartialement.

Il est à propos de remarquer que le
principal effet des sensations n'étant, par
rapport au jeu de l'économie animale,
que le renouvellement des courants d'oscillations, qui sont la principale cause
déterminante de l'action sensible, il n'y
a dans le fond d'autre acception à faire
des objets qui nous fournissent ces impressions, que celle qui nous est dictée
par un jugement bien réfléchi sur l'expérience que nous avons de leurs effets.
S'ils sont tels, que nous ayons lieu de
les croire suffisants, pour déterminer, au
point qu'il le faut, notre activivité, il

faut bien se garder alors de trop écouter des illusions souvent trop séduisantes qui nous porteroient à d'autres objets par l'idée d'en éprouver des sensations plus favorables. L'expérience ne prouve que trop que ces objets ne nous affecteroient, après les premiers effets de la nouveauté, ni plus utilement, ni plus agréablement que les premiers. D'ailleurs, comme il est impossible de multiplier, ou de renouveller à un certain point les objets de sensations vives, on ne sauroit raisonnablement entreprendre, quel que fût l'attrait de ces premiers effets plus sensibles de la nouveauté, de changer souvent d'objets de sensations, pour n'avoir avec eux que des rapports d'autant plus vifs, qu'ils seroient variés.

Mais lorsque, par un défaut de rapports convenables avec les objets ordinaires de nos sensations, celles qui nous en viennent, ne produisent pas en nous les effets qui nous sont réellement nécessaires, il ne nous reste qu'à prendre le parti de chercher d'autres objets qui nous foient plus propres, à moins que par quelque forte de régime, il ne fût en notre pouvoir d'acquérir de nouveaux rapports avec ceux auxquels nous nous trouvons liés. Cette reffource de régime, qui non-feulement n'eft guere pratiquée, mais de laquelle on n'a encore guere penfé à tirer l'utilité dont elle peut être, auroit cependant lieu en beaucoup d'occafions, & vraifemblablement, on ne croit ces occafions fort rares, que par un défaut d'attention qui ait pu les faire remarquer.

Il eft certain, qu'à proportion qu'on fe livre à l'excès de la nourriture & de la boiffon, les fonctions de l'économie animale en deviennent plus pénibles, & qu'alors notre activité a plus de befoin de s'accroître par les effets des fenfations, que lorfqu'on ne tombe point dans un pareil excès. Il fuit de-là, qu'à proportion qu'on manque d'objets propres à renouveller cette activité, ou qu'il eft trop difficile d'acquérir, ou d'entretenir des rapports avec ces objets, on n'a point de meilleur parti à prendre que celui de diminuer les caufes qui exigent un renouvellement plus confidérable d'activité, que celui qu'on peut attendre des objets accoutumés.

Quant à la néceffité qu'il y a de changer d'objets, lorfque nous avons bien reconnu que ceux auxquels nous fommes accoutumés, n'ont point avec nous des rapports affez favorables, il ne faut pas fe laiffer détourner de cette entreprife, par la crainte que les objets nouveaux ne nous foient trop étrangers. Hippocrate a obfervé, au fujet des divers régimes qu'il s'agit d'établir, que ce qui importoit le plus dans ce choix, étoit de trouver le régime, qui dans le fond, convient le mieux à l'état auquel on veut l'appliquer, & qu'il ne falloit point fe mettre en peine de la répugnance qu'on y pouvoit d'abord trouver, afsûrant, que s'il convenoit réellement, l'habitude le rendroit doux : il en eft de même, pour le changement du ré-

gime des senfations. Si ce changement
eft réellement convenable, les courants
établis par les premiers objets, qui en
certains cas pourroient d'abord être la
caufe de quelque dégoût, ou de quelque répugnance, céderont bientôt aux
nouvelles déterminations produites par
des fenfations réellement plus favorables; & les effets de ces fenfations de-
viendront bientôt fupérieurs aux premieres habitudes : c'eft ce qu'il importe
beaucoup de connoître fuffifamment,
pour être en état de fe déterminer d'u-
ne maniere convenable dans le cas que
nous venons d'expofer.

CONCLUSION GÉNÉRALE.

Nous croyons avoir affez folidement
établi les principales loix du jeu de l'é-
conomie animale, & le méchanifme des
caufes qui fervent fans ceffe à l'entretenir, & nous penfons que l'application
de ces loix & de ce méchanifme, à l'é-
tabliffement des principales regles que
chacun doit fuivre pour la confervation

de sa santé, se présente d'elle - méme. Nous nous jetterions donc inutilement dans beaucoup de répétitions inutiles & ennuyeuses, si nous nous attachions à déterminer ici plus particuliérement cette application : d'ailleurs, elle résulte naturellement de ce qui est discuté dans la troisiéme Edition de l'Essai de Médecine, * au sujet du méchanisme des divers désordres de l'économie animale, produits par l'usage mal réglé des causes essentielles à la durée de la vie. On y voit assez clairement que ces désordres ne s'établissent, ne se soutiennent, & ne se terminent que par diverses révolutions qui arrivent dans le centre des forces phréniques, & de-là, dans les autres parties du corps qui se trouvent affectées. On peut juger d'avance à quel point cette discussion doit conduire aux meilleures regles que chacun ait à se faire, pour entretenir sa santé, même pour la rétablir, lorsqu'elle n'est pas considérablement dérangée.

* *Institutiones Medicæ, ex novo Medicina conspectu*, 1755.

F I N.

ERRATA.

PAGE 16. *l.* 18. en a reçue, *lisez* en a reçu.
   31. *l.* 7. altéré, *lisez* attiré.
   44. *l.* 17. *ajoutez une virgule après le mot* arriver.
  161. *l.* 18. fixes, *lisez* fines.
  167. *l.* 24. présenteront affez, *lisez* présenteront.
  183. *l.* 20. *ajoutez une virgule après le mot* néceffaires.
  189. *l.* 3. part, *lisez* par
  209. *l.* 11. devenues, *lisez* devenus.
  318. *l.* 2. de, *lisez* du
  365. *l.* 6. conftitutions, *lisez* conftitution.
  384. *l.* 13. organe, *lisez* l'organe.
  402. *l.* 21. d'entrer, *lisez* entrer.

Approbation du Cenfeur Royal.

J'Ai lu par ordre de Monfeigneur le Chancelier un Manufcrit qui a pour titre : *Idée de l'Homme physique & moral, pour fervir d'Introduction à un Traité de Médecine*, & n'y ai rien trouvé qui puiffe en empêcher l'impreffion. A Paris le 16 Septembre 1754.

    Signé, BOYER, *Chevalier de S. Michel, Médecin ordinaire du Roi.*

PRIVILEGE DU ROI.

LOUIS, par la grace de Dieu, Roi de France & de Navarre : A nos amés & féaux Confeillers les Gens tenant nos Cours de Parle-

ment, Maîtres des Requêtes ordinaires de notre
Hôtel, Grand-Conseil, Prévôt de Paris, Baillis,
Sénéchaux, leurs Lieutenants Civils, & autres
nos Justiciers qu'il appartiendra, Salut. Notre
amé Hippolyte Louis Guerin, Imprimeur &
Libraire à Paris, Nous a fait exposer qu'il défi-
reroit imprimer & donner au Public un Ouvrage
qui a pour titre : *Idée de l'Homme physique &
moral*, s'il Nous plaisoit lui accorder nos Lettres
de Privilege pour ce nécessaires : A ces causes,
voulant favorablement traiter l'Exposant, Nous
lui avons permis & permettons par ces Présentes
d'imprimer ledit Ouvrage autant de fois que bon
lui semblera, & de le vendre, faire vendre &
débiter par tout notre Royaume, pendant le
temps de dix années consécutives, à compter du
jour de la date des Présentes : Faisons défenses à
tous Imprimeurs, Libraires, & autres Personnes,
de quelque qualité & condition qu'elles soient
d'en introduire d'impression étrangere dans aucun
lieu de notre obéissance ; comme aussi d'imprimer
ou faire imprimer, vendre, faire vendre, débiter
ni contrefaire ledit Ouvrage, ni d'en faire aucun
Extrait, sous quelque prétexte que ce puisse être,
sans la permission expresse & par écrit dudit Exposant ou de ceux qui auront droit de lui, à peine
de confiscation des Exemplaires contrefaits, de
trois mille livres d'amende contre chacun des
contrevenants, dont un tiers à Nous, un tiers à
l'Hôtel-Dieu de Paris, & l'autre tiers audit Exposant ou à celui qui aura droit de lui, & de tous
dépens, dommages & intérêts : A la charge que
ces Présentes seront enregistrées tout au long sur
le Registre de la Communauté des Imprimeurs &
Libraires de Paris, dans trois mois de la date d'i-
celles ; que l'impression dudit Ouvrage sera faite
dans notre Royaume, & non ailleurs, en bon
papier & beaux caracteres, conformément à la
feuille imprimée attachée pour modele sous le

contrefcel des Préfentes ; que l'Impétrant fe con-
formera en tout aux Réglements de la Librairie,
& notamment à celui du 10 Avril 1725 ; qu'avant
de l'expofer en vente, le Manufcrit qui aura fervi
de copie à l'impreffion dudit Ouvrage fera remis
dans le même état où l'Approbation y aura été
donnée ès mains de notre très-cher & féal Chevalier Chancelier de France le Sieur DE LAMOI-
GNON ; & qu'il en fera enfuite remis deux Exemplaires dans notre Bibliotheque publique, un dans
celle de notre Château du Louvre, un dans celle
de notredit très-cher & féal Chevalier Chancelier
de France le Sieur DE LAMOIGNON, & un dans
celle de notre très-cher & féal Chevalier Garde
des Sceaux de France le Sieur DE MACHAULT,
Commandeur de nos Ordres : le tout à peine de
nullité des Préfentes ; du contenu defquelles vous
mandons & enjoignons de faire jouir ledit Ex-
pofant & fes ayant caufe, pleinement & paifible-
ment, fans fouffrir qu'il leur foit fait aucun trou-
ble ou empêchement. Voulons que la copie des
Préfentes, qui fera imprimée tout au long au
commencement ou à la fin ddit Ouvrage foit tenue
pour duement fignifiée, & qu'aux copiefc ollation-
nées par l'un de nos amés & féaux Confeillers Se-
cretaires foi foit ajoutée comme à l'Original. Com-
mandons au premier notre Huiffier ou Sergent
fur ce requis de faire pour l'exécution d'icelles
tous Actes requis & néceffaires, fans demander
autre permiffion, & nonobftant clameur de Haro,
Chartre Normande & Lettres à ce contraires.
CAR tel eft notre plaifir. DONNE' à Verfailles
le huitieme jour du mois de Février, l'an de
grace mil fept cens cinquante-cinq, & de notre
Regne le quarantieme. Par le Roi en fon Confeil.
Signé, PERRIN.

*Regiftré fur le Regiftre treize de la Chambre
Royale des Libraires & Imprimeurs de Paris,*

numéro 477. *fol.* 368. *conformément aux anciens*
Réglemens confirmés par celui du 28. Février 1723.
A Paris le 14 Février 1755.

Signé, DIDOT, *Syndic.*